François Jolivet Castelot
Président de la Société Alchimique de France
Directeur de la « Rose-Croix »

Étude d'hyperchimie
Chimie et Alchimie

suivi de

Le Grand Œuvre alchimique

PARIS (V^e)
1928

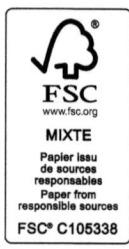

© 2024, François Jolivet Castelot (domaine public)
Édition : BoD - Books on Demand, 31 avenue Saint-Rémy,
57600 Forbach, bod@bod.fr
Impression : Libri Plureos GmbH, Friedensallee 273,
22763 Hamburg (Allemagne)
ISBN : 978-2-3224-9760-7
Dépôt légal : Février 2025

*À la mémoire de T. Tiffereau
En profonde admiration.*
F. J.C.

AVANT-PROPOS

En écrivant cet ouvrage, on s'est proposé de faire une mise au point de l'Alchimie comparée, sinon opposée à la Chimie qui en est issue, un peu brutalement, au 18ᵉ siècle, par une révolution dont Lavoisier fut en France l'un des principaux artisans.

Mais aujourd'hui, une autre révolution chimique s'impose et dans un sens quelque peu inverse de celui qui fut suivi par la précédente, car les recherches modernes de la Physique et de la Chimie touchant la constitution de la Matière, s'accordent beaucoup mieux avec la doctrine alchimique qu'avec les théories d'une Chimie à peine vieille d'un siècle et demi et qui sont bien disparates et bien morcelées, pour ne pas dire contradictoires.

On a également cherché, dans Chimie et Alchimie à esquisser le caractère synthétique de l'Alchimie, branche de la Philosophie Hermétique qui embrasse le Monde, exprime et traduit le mystère de la pensée divine qui l'imprègne et le dirige.

En raison de l'Unité fondamentale de toute chose, du Microcosme et du Macrocosme identiques et s'interpénétrant l'un l'autre, l'Alchimie, par sa méthode palingénésique, s'applique à tous les règnes de la Nature, à toutes les formes de la vie et apparaît à la fois physique, psychique, spirituelle, et puisqu'elle étudie les transformations innombrables de la Matière jusque dans les profondeurs des espaces, elle est cosmique, ramenant à un seul et même principe l'ensemble des phénomènes universels.

La Science Officielle témoigne une hostilité systématique envers les recherches des travailleurs indépendants qui mettent en lumière les preuves indiscutables des phénomènes alchimiques et qui préfèrent l'amour de la vérité à l'amour d'un dogme ou d'une théorie à la mode.

Les théories passent, les hommes meurent les faits restent.

L'Alchimie, détrônée un moment par la Chimie, reconquiert aujourd'hui la place prépondérante qui lui appartient.

L'AUTEUR

Douai - Mars 1921.

I. — *La Philosophie Hermétique*

La Philosophie Hermétique n'est autre que la Philosophie de la Nature. Elle remonte aux époques lointaines de la civilisation égyptienne et c'est au sein des Mystères qu'elle était enseignée aux adeptes, sous le sceau du plus grand secret.

Elle nous a été transmise, notamment en ce qui, se rapporte à la Chimie ou Kémi (mot tirant son origine de Terre noire, Égypte) par Dioscoride, Hippocrate, Pline l'Ancien, les Alchimistes et les initiés alexandrins grecs et arabes.

La Philosophie Hermétique comprenant les diverses branches du savoir humain, profondément scrutées et étroitement liées entre elles constituent la science synthétique du Cosmos, car les grands principes sur lesquels elle repose, embrassent les lois du transformisme universel, de l'immense et éternelle Alchimie, dont la transmutation des métaux est une des expressions.

« Ce qui est en Haut est comme ce qui est en Bas, ce qui est en Bas est comme ce qui est en Haut afin d'accomplir les miracles de la Chose Unique », nous dit la Table d'Émeraude, bréviaire secret des adeptes, qui résume dans ses arcanes la véritable Science et la véritable Religion, indissolubles et identiques, parce qu'elles prennent racine en l'Unité, source du Macrocosme et du Microcosme.

Voici le texte intégral de la Table d'Émeraude :

« Il est vrai, sans mensonge, très véritable.

Ce qui est en bas est comme ce qui est e en haut et ce qui est en haut est comme ce qui est en bas pour faire les miracles d'une seule chose.

Et comme toutes choses ont été et sont venues d'Un, ainsi toutes choses sont nées dans cette chose unique par adaptation.

Le soleil en est le père, la lune en est la mère, le vent l'a porté dans son ventre, la terre est sa nourrice ; le père de tout, le Thélème de tout le monde est ici ; sa force est entière si elle est convertie en terre.

Tu Sépareras la terre du feu, le subtil de l'épais, doucement, avec grande industrie.

Il monte de la terre au ciel et derechef il descend en terre et il reçoit la force des choses supérieures et inférieures. Tu auras par ce moyen toute la gloire du monde et toute obscurité s'éloignera de toi.

C'est la force forte, de toute force, car elle vaincra toute chose subtile et pénétrera toute chose solide.

Ainsi le monde a été créé.

De ceci seront et sortiront d'innombrables adaptations desquelles le moyen est ici.

C'est pourquoi j'ai été appelé Hermès Trismégiste ayant les trois parties de philosophie du monde.

Ce que j'ai dit de l'opération du Soleil est accompli et parachevé ».

L'Univers est régi par une seule loi générale, loi d'évolution vers le mieux, d'ascension vers l'Unique, à laquelle obéissent, tous les phénomènes qui constituent la vie des différents êtres, montant du Chaos vers, l'Harmonie, sans cesse sollicités par la Force qui s'incarne en eux.

La vie est immortelle, elle ne cesse point, mais varie.

Chacune de ses variations fait accomplir un progrès a la Matière qui, une et immortelle, elle aussi, se transforme en s'épurant, en s'affinant chaque, fois davantage, en atteignant les états magnétiques, et électriques telles les diverses faces de la pyramide qui, dans l'inéluctable voie tracée par les arêtes vers le sommet, vers la lumière, doivent s'amenuiser pour progresser et parvenir à leur but suprême : se, confondre toutes en un seul point.

La loi de l'unité implique pour les alchimistes la croyance en une progression des corps minéraux; analogue à la progression des êtres animés.

Cette progression des corps minéraux part des métalloïdes et des métaux les plus simples, tels que l'Hydrogène, le Fluor, le Chlore, l'Iode, le Lithium, le

Potassium, le Zinc, le Fer, le Cuivre par exemple, pour s'élever, par une transformation régulière, aux états supérieurs, tels que l'Argent, le Platine, l'Or. Transformation que la Nature accomplit, au cours des siècles, par des voies inconnues, vraisemblablement la chaleur terrestre et le milieu favorable, mais que les alchimistes se sont donnés pour mission de hâter, en aidant la Matière à se perfectionner.

Cette Matière est une, mais elle se présente sous des états divers de condensation et de polarité, résultant de vitesses croissantes et décroissantes.

C'est en provoquant la variation de ces éléments, par des moyens calqués sur ceux de la Nature, que l'Alchimie minérale estime pouvoir activer la « filiation des métaux » dont elle considère les molécules et les atomes comme des êtres vivants, comme le soleils et les planètes animés du Microcosme doués d'une âme et d'une conscience, selon la doctrine de l'Hylozoïsme, de la Correspondance et de la Signature des Choses, doctrine basée sur l'origine commune de tous les êtres et sur les affinités de leurs vibrations rythmiques.

Par leur affinité, leur orientation, leurs groupements différents, atomes et molécules constituent les innombrables architectures d'un seul et même édifice.

La transmutation métallique s'explique donc par le simple changement des particules constitutives d'un élément chimique, changement lié à des variations d'énergie et de vitesse, par conséquent de masse et de poids.

La Chimie moderne a pour objectif la « désintégration » de la Matière, au moyen de ce procédé, érigé en dogme, que l'on a appelé, — est-ce à cause de la guerre ? — les « bombardements atomiques ». Méthode violente que je qualifierai d'anarchique, car elle disloque la Matière, mais ne permet aucune reconstitution. Les travaux, surtout théoriques et hypothétiques d'ailleurs de Ramsay et de Rutherford en sont la preuve.

La méthode des alchimistes agit au contraire dans le sens des procédés de la Nature, tels qu'on les constate dans les fermentations, dans les synthèses de la Chimie organique.

C'est le noble et méconnu Tiffereau qui, l'un des premiers, a posé, dès 1850, la théorie des ferments métalliques, c'est-à-dire d'agent transformateur de la matière minérale.

Pour nous autres, philosophes de la Nature, philosophes hermétistes, disciples fidèles des vieux maîtres de l'Alchimie, les divers corps, en effet, ne sont pas des choses inertes et isolées, mais les différentes formes vivantes d'une Matière unique. Les ferments métalliques jouent donc auprès de ces corps le rôle des diastases qui transforment en, sucre l'amidon.

La Chimie, que j'appellerai officielle, ne veut voir, en revanche, dans les, différent corps, que des ions, des électrons et des protons, entités fictives qui ne représentent en réalité que les degrés d'énergie vitale, de tension électrique de ces petits êtres vivants que nous appelons des atomes. Elle admet pourtant l'existence et l'efficacité des « catalyseurs ». Ce sont, tout simplement, des ferments métalliques.

La Pierre Philosophale consistait dans la production d'un ferment métallique obtenu en vase clos par la lente digestion de deux substances minérales, à l'instar du travail qu'effectue la Nature au sein de la Terre.

On ne saurait s'écarter de cette voie et c'est en la suivant que l'on parviendra à constituer la synthèse chimique minérale, d'après la loi enfermée dans les préceptes de la Philosophie Hermétique, expurgée de ses légendes et mise en accord avec la Science positive.

II. — *Définition de la chimie et de l'Alchimie*

Le but, que se propose la Chimie est d'étudier la structure de la Matière, la composition, les propriétés, les combinaisons et les réactions des divers corps entre eux, surtout au point de vue objectif.

Par exemple, elle scrute la nature de la Matière et recherche les lois qui président aux mouvements et aux échanges atomiques et moléculaires. Elle examine et définit les combinaisons que forment les métaux tels que le Fer avec des métalloïdes tels que l'Oxygène, d'où il résultera un autre corps, l'oxyde de fer ou, la combinaison de deux métalloïdes comme le Soufre et l'Oxygène qui donneront naissance à l'acide sulfureux, etc...

Elle se place à un point de vue exclusivement objectif, c'est-à-dire qu'elle considère les classifications, les applications et les aspects caractéristiques des corps, leur attribuant, d'une façon générale, trois propriétés spécifiques : l'acidité, la basicité, la salinité.

La Chimie s'efforce de fixer les lois des différents états de la Matière, de définir les rapports de ces états entre eux, leurs échanges dynamiques qui se traduisent en équilibres variés, de rechercher d'innombrables séries de corps susceptibles de manifester leurs modifications ou leurs réactions intimes en valeurs d'ordre thermique ou électrique, qu'elle expose sous la forme d'équations et qu'elle exprime en formules mathématiques.

Ses tendances sont nettement utilitaires, elle inspire toutes les pratiques industrielles, agricoles, pharmaceutiques et son domaine, à notre époque mercantile, est d'un positivisme qui déconcerte les penseurs et les chercheurs spéculatifs, dont la Science pure reste l'idéal.

Elle envisage la Matière comme un champ qu'il faut défricher hâtivement, afin de lui faire, rendre le maximum de produits. Elle n'a pas d'égard ni de considération pour la vie des choses.

La Chimie dompte, subjugue les Éléments, s'appropriant par la force les innombrables richesses du domaine matériel qu'elle exploite un peu, au hasard et en tout cas avec une méthode plus apparente que réelle.

La Chimie, en effet, n'a pas de vues d'ensemble. Elle est bien plus analytique que synthétique et nous verrons par la suite que ses théories générales sur la constitution de la Matière demeurent fort arbitraires, très hypothétiques et qu'elles ne s'élèvent point jusqu'à une philosophie de la Science.

Les extraits suivants de l'ouvrage du Professeur G. Urbain, l'un des chimistes les plus qualifiés de notre époque, ouvrage intitulé : LES DISCIPLINES D'UNE SCIENCE, LA CHIMIE,[1] illustreront notre assertion

« Dans ma jeunesse, je me proposais d'être un savant, comme d'autres se proposent d'être prêtres. J'étais en quête de perfection et d'absolu. L'idéal scientifique d'alors exerçait sur mon esprit une attraction irrésistible et, religieuse. Le laboratoire me paraissait un temple ou la science était Dieu.

« Mes idées ont bien changé depuis. Il ne faudrait pas croire que la science elle-même m'ait déçu. Elle m'intéresse, et je l'admire plus que jamais, mais d'une autre manière. Ce que j'en pense aujourd'hui me paraît être très supérieur à ce qu'on m'en avait dit autrefois, et c'est la conscience de ce progrès qui m'a décidé à écrire ce vivre. J'ai d'ailleurs beaucoup hésité à le publier tant je lui trouvais de faiblesses. Les remaniements que je lui ai fait subir ne l'ont probablement pas beaucoup amélioré, mais tel qu'il est, je pense qu'il pourra être utile aux jeunes qui se sentent attirés par la recherche. Il leur évitera de connaître les incertitudes et les doutes par lesquels j'ai passé. C'est une mise au point à partir de laquelle ils pourront s'engager, sans espoirs vains et sans illusions inutiles, dans les voies difficiles de la science expérimentale.

« Ils éviteront d'être les croyants qui, prétendent pénétrer le secret de leurs dieux. La conscience de tout ce qu'ils ignorent les éloignera d'un but aussi orgueilleux. Ils seront plus humains et plus modestes ; vertiges de nos débuts

---

[1] Librairie Gaston Doin, Paris 1921.

leur seront épargnés. Puissent-ils se borner à se familiariser avec ceux des phénomènes qui seront nouveaux pour eux.[2] »

Certes, Monsieur Urbain a parfaitement raison quand il s'élève contre le dogmatisme scientifique et qu'il montre la fragilité des théories qui se détruisent en se succédant, mais il méconnaît à ce point l'unité foncière qui régit, et groupe toutes les coordinations du Monde, qu'il aboutit en fin de compte à un pragmatisme et à un agnosticisme grâce auxquels la Science se réduit en fumée. Écoutons-le plutôt :

« La science expérimentale est sensualiste ; et les sens de l'homme sont pitoyables. Les plus scientifiques sont la vue et l'ouïe. L'œil n'est sensible qu'à une infime partie de l'échelle spectrale ; l'oreille n'est guère mieux douée. Certes, l'insuffisance de nos sens trouve un palliatif puissant dans les techniques expérimentales ; mais en dehors de notre expérience personnelle, nous ne pouvons que méditer les leçons de l'histoire des sciences pour pallier à ce que notre intelligence a d'imparfait. L'expérience du présent a ses racines dans la tradition ; elle est faite aussi bien des vérités que des erreurs du passé ; et chacun de nous risquerait de répéter péniblement l'histoire, s'il en ignorait les enseignements. Les travaux de bibliothèque ne sont pas moins nécessaires que ceux du laboratoire dans cette lutte constante contre l'erreur qu'est la production expérimentale. Il n'est pas jusqu'à l'évidence des faits qui ne soit suspecte dans la mesure où, en les analysant, nous risquons de les déformer, dans notre besoin de les simplifier. Mais nos principales erreurs de jugement dérivent d'idées préconçues qui semblent à nôtre raison évidentes ou nécessaires. Que nous sommes mal armés pour découvrir les ressorts secrets de l'Harmonie de la Nature !

« Mais quel est le contenu de cette expression ?

« S'agit-il de la réduction, en un système unique, des divers systèmes que les théoriciens, traquant les contradictions, s'efforcent de construire en dés formes purement logiques ? Où est ce système ? Nous n'en avons jamais connu

---

[2] Les Disciplines d'une Science, pages 8 et suivantes.

que des ébauches partielles, toujours abandonnées pour de nouvelles et toujours incomplètes.

« Si, d'autre part, laissant de côté l'effort scientifique humain, on veut considérer à priori l'Univers comme un gigantesque et impeccable mouvement d'horlogerie, on dépasse singulièrement les bornes de la science positive.

« Dans le premier cas l'Harmonie de la Nature est un idéal de la synthèse théorique ; dans le second elle est une hypothèse essentiellement métaphysique. Des savants actuels, outrancièrement métaphysistes, identifient cet idéal et cette hypothèse. De l'Harmonie de la Nature, ils ont fait une entité, peut-être un dogme. Et pourtant, il y a beau temps que les philosophes ont engagé les savants à rejeter de la science toute, foi et toute métaphysique.[3] »,

Une métaphysique de la Science a priori est en effet irrecevable à notre époque, mais il n'en va pas de même d'une métaphysique de la Science a posteriori, c'est-à-dire interprétant les faits qui seuls sont indéniables, mais dont notre esprit peut et doit donner une explication, provisoire et relative, c'est entendu, mais nécessaire à l'évolution de la connaissance humaine.

Aussi, ne peut-on souscrire à cette phrase de M. Urbain : « La science positive se borne à constater et à prévoir, elle n'explique pas, au sens que les philosophes donnent à ce terme ».

C'est mutiler la Science et la déclarer impuissante.

Si M. Urbain constate la fragilité des théories sur lesquelles reposent la science actuelle en particulier la Chimie, la raison en est, croyons-nous, à l'abus que font des mathématiques les savants d'aujourd'hui. Or les mathématiques jouent souvent un rôle dangereux en Physique et en Chimie et comme la solution des problèmes posés ne fait guère que retrouver les prémices qu'on y a mises, elles sont arbitraires dans le domaine vivant de la Nature.

Et c'est ce que-constate, en fait, M. Urbain lorsqu'il écrit :

« L'un des plus hypothétiques parmi les concepts énergétiques est la réversibilité. Pure vue, de l'esprit, car l'expérience ne nous révèle jamais que des

---

[3] Les Disciplines d'une Science, pages 4 et suivantes.

transformations irréversibles et spontanées. Cette réversibilité n'intervient que pour introduire dans les raisonnements la notion de continuité qui permet d'appliquer les ressources du calcul différentiel aux phénomènes physico-chimiques.[4] »

Et un peu plus loin :

« Les fonctions thermodynamiques sont des combinaisons de concepts abstraits comme celui de travail où interviennent les notions de force et d'étendue. Les principes de l'énergétique ne sont d'ailleurs pas des inductions laborieusement construites en généralisant des lois particulières. Ce sont des intuitions spontanées et géniales d'un Carnot et d'un Mayer. Et s'il n'en était pas ainsi, il aurait été vain d'expérimenter pendant un siècle pour les justifier.[5] »

Au vrai, la Chimie repose surtout sur les coefficients énergétiques, donc sur des données mathématiques. Elle devient ainsi un catalogue de chiffres bien plus qu'un édifice solide et offrant une vue d'ensemble.

Elle repose sur des faits, souvent isolés les uns des autres, elle forme des combinaisons étranges qui donnent naissance à des hybrides, à de véritables monstres, mais à l'instar de la Science toute entière, elle méconnaît le Fait, c'est-à-dire l'unité vivante de la Matière et c'est pourquoi elle aboutit à un éclectisme fort voisin du scepticisme, à une absence de méthode que M. Urbain salue avec un enthousiasme que nous ne partageons point :

« Un pragmatisme amoral convient à l'amoralité de la science et de l'art. Manet peignait au pinceau et Courbet au couteau. Ils ont fait tous deux des chefs-d'œuvre.[6] »

Grande est la différence entre cette fausse discipliné de la Science moderne dont le livre de M. le Professeur Urbain souligne l'impuissance et la véritable discipline de la philosophie Hermétique laquelle s'intègre l'Alchimie ou Chimie vraie, considérant la Nature comme un organisme harmonieux et

---

[4] *Ibid.*, page 25.
[5] *Ibid.*, page 26.
[6] *Ibid.*, page 30.

constituant un système biologique minéral qui domine par sa fixité toutes les théories mobiles parce que c'est à la vie même et non à d'artificielles formules qu'il puise sa raison, d'être.

*
**

L'Alchimie s'applique avant tout à sentir et à concevoir la vie intime de la Matière en s'efforçant de découvrir la loi universelle qui relie la Matière au grand ordre cosmogonique. Elle n'a pas de but pratique, car le domaine de l'industrie lui demeure volontairement étranger.

Elle agit avec lenteur, respectant dans ses opérations la vie des atomes et des molécules dans leurs combinaisons, celle des éléments chimiques, en tâchant d'agir sur la Matière pour la faire évoluer en la transformant.

L'Alchimie suivant Zachaire, est une partie de la philosophie naturelle, qui apprend à faire les métaux sur la terre, en imitant les, opérations de la Nature sous terre, d'aussi près qu'il est possible.

Paracelse dit que l'Alchimie est une science qui montre à transmuer les métaux l'un en l'autre.

L'Alchimie scrute la Nature et ses opérations, découvrant les manifestations de la vie divine dans tous les actes universels et s'élevant ainsi à la connaissance, de l'Esprit, principe animateur de toute chose, qui agit non d'une façon surnaturelle et par le dehors, mais d'une façon naturelle et immanente.

Tous les vrais alchimistes, depuis Geber, Raymond Lulle, Morien, jusqu'à Paracelse et le Philalèthe, déclarent que les procédés de la vraie Chimie ou Alchimie sont les mêmes que ceux que la Nature emploie, mais abrégés par le, secours de l'Art et très différents de ceux en usage dans la chimie ordinaire, car ils travaillent sur une matière vivante qu'ils perfectionnent et non sur une matière inerte, comme le font les chimistes vulgaires qui détruisent les éléments essentiels des corps.

Le système alchimique offre une unité parfaite en ce qu'il enseigne touchant la vie et l'âme de la Matière, leur transformation et leur évolution qu'il est possible à l'alchimiste de produire ou de hâter en suivant la voie même de la Nature.

On retrouve cette doctrine alchimique absolument identique en Égypte, en Chaldée, à Alexandrie, puis en Arabie et enfin en Europe.

Et partout, les alchimistes ont été inspirés dans leurs recherches par le sentiment religieux qui illumine la pensée humaine et lui permet d'atteindre la vraie connaissance des lois de l'Univers.

Et toujours les alchimistes ont proclamé que leur science n'avait point de but intéressé, mais que l'on devait consacrer au service de la vérité et de l'humanité le grand Art de la transmutation, c'est-à-dire la connaissance des procédés naturels de la fabrication des métaux et des corps chimiques.

On voit par conséquent que la Chimie dérivée de l'Alchimie n'en est que la fille bâtarde, que ses théories ne sont que des déformations, des idées développées par l'antique science d'Hermès qui pénétrait jusqu'aux plus profonds replis de l'Univers visible et invisible dont elle traduisait les états statiques et dynamiques à l'aide d'un symbolisme éternel, expression des invariants et des variants, comme on le verra par la suite de cet ouvrage.

III. — *Différence de Méthode entre la Chimie et l'Alchimie*

La différence de méthode est grande entre la Chimie et l'Alchimie, car elle tient à une divergence de leur discipline réciproque.

La Chimie méconnaît les effets du temps dans les réactions. Elle détruit le plus souvent les édifiées atomiques et moléculaires, les combinaisons chimiques et naturelles et ne parvient donc point à imiter les procédés de la Nature, grâce auxquels sont constituées, d'une façon en quelque sorte spontanée, des architectures véritablement harmonieuses, simples et reliées entre elles par des chaînons qui n'offrent jamais rien d'artificiel et de barbare.

Les chimistes sont des gens très habiles en tours de mains relatifs à certaines opérations. Ils effectuent avec empirisme et maintes fois par hasard, d'innombrables et singuliers mélanges. Ignorant les résultats vers quoi les conduiront leurs tâtonnements, ils donnent naissance à de véritables monstres dont ils sont très fiers, tout au moins à de véritables, anomalies au sein des espèces chimiques, analogues aux productions bizarres qui se manifestent dans la Nature, lorsque celle-ci semble accidentellement sortir des cadres fixés à chaque espèce ou à chaque race.

Nous citerons pour exemple certains composés organométalliques tels que, les corps organozinciques : Zinc-éthyle, $(C_2H_5)_2Zn$, Zinc-méthyle, $(CH_8)_2Zn$, Mercure-éthyle, et les composés organomagnésiens résultant de l'accouplement d'êtres aussi dissemblables que le Zinc, le Mercure, le Magnésium et l'Hydrogène, le Carbone et l'Azote.

On se trouve ici en présence de phénomènes identiques à ceux que l'on observe dans, le domaine de l'histoire naturelle, lorsque par exemple, l'âne fécondant une jument, il se produit un mulet. Ce point avait été très justement noté par un savant hermétiste du 18e siècle, Dom Pernety.

La Chimie vulgaire est donc, pourrait-on dire, l'art de détruire les composés naturels pour produire des composés artificiels et monstrueux parce qu'au lieu d'imiter les voies de la Nature, elle s'en écarte.

Elle prétend bombarder les atomes, les dissocier en ions et en, électrons, mais à supposer qu'elle parvienne à ce résultat, elle ne fait que bouleverser le rythme de leurs gravitations, tandis que l'Alchimie base ses opérations sur le temps et effectue avec lenteur les réactions qui favorisent la naissance et la vie des atomes et des molécules.

Aussi, lorsqu'elle se trouve par hasard en présence des phénomènes de la transformation de la matière, la Chimie perd-elle complètement pied, patauge-t-elle désespérément sans parvenir à se faire une idée claire du problème.

On sait qu'il existe des corps intermédiaires, peu stables, se transformant pour aboutir ensuite aux produits définitifs. Ces corps, qui jettent le désarroi dans le camp des chimistes étonnés, représentent les modalités de la transmutation d'une substance et ils sont tellement voisins l'un de l'autre qu'ils doivent être considérés comme de simples variations du même corps.

Cette transformation est complexe et l'on n'arrive que difficilement à séparer les uns des autres ces différents éléments dans les groupes radioactifs comme l'Uranium, le Thorium, l'Actinium, etc.

Ils occupent la même place dans le tableau de classification périodique, car ils présentent les mêmes propriétés chimiques, mais possèdent des poids atomiques différents.

Ce sont ces corps que les chimistes appellent aujourd'hui isotopes, mais il serait beaucoup plus naturel et logique de les considérer comme les, aspects multiples d'un même élément chimique en voie de transmutation.

Il est, vrai que rien n'est plus confus que cette question de l'isotopie et que ce n'est que par la méthode spectroscopique que l'on est parvenu à distinguer des variétés de Chlore, de Plomb, d'Étain, de Platine et de Mercure.

Mais par contre, l'Alchimie a depuis longtemps enseigné de façon nette, l'évolution des métaux par transmutations successives et démontré expérimentalement les phases par lesquelles ils passent elle a donc bien devancé la prétendue, découverte de l'isotopie, si obscure encore au regard de la Chimie moderne.[7]

*
**

L'Alchimie suit les voies de la Nature, ainsi qu'il a été dit plus haut. Elle scrute les lois de la Vie au sein de la Matière et l'on peut donc, l'on doit même la considérer comme étant la Physiologie et la Biologie minérales, puisqu'elle étudie la germination, la croissance, la maturation, la reproduction, bref toutes les fonctions organiques des minéraux et des métaux.

Elle agit sur le développement des corps, élimine leurs scories, amène à un état de maturation qui leur permet d'agir intimer ment les uns sur les autres, par une véritable fermentation minérale, par une contagion diastasique.

Tout le long travail de la Nature est condensé et résumé en la Pierre Philosophale qui constitue, après sa cuisson dans l'athanor, un ferment métallique très actif et dont le contact produit la transmutation des métaux.

Les sept couleurs de la Pierre, indiquées dans tous les Traités d'Alchimie, exposent les étapes suivies par la Matière durant son évolution, les phases successives de ses transformations moléculaires dont le résultat doit être la production d'une substance douée, sous un petit volume, d'une formidable énergie dynamo-chimique, capable de transmuter des métaux légers en métaux lourds.

La couleur noire de l'œuvre se rapporte à l'état chaotique, durant lequel les substances subissent une véritable putréfaction, la couleur blanche correspond à une fixité relative, la couleur rouge à un équilibre parfait des éléments combinés et ramenés à l'unité d'un organisme puissant.

La Pierre est en somme l'imitation de l'œuvre universelle de la Nature, agissant peu à peu par des changements progressifs sur les formes vitales de tous les êtres.

Il y a là une réalité et un symbole.

---

[7] Voir les *Isotopes*, par A. Damiens (Gauthier, et Cie, Éditeur, Paris).

Le symbole recouvre une réalité dont nous ne pouvons percer tout le mystère et que nous sommes obligés de traduire par des images, des figures ou des signes forcément imprécis, mais le fait qu'il nous est donné d'atteindre consiste, dans l'ordre alchimique, en ce que la Pierre est un corps intervenant sous forme de quantité extrêmement minime, un agent catalytique, c'est-à-dire en fin de compte un accélérateur d'énergie permettant de modifier les réactions chimiques et de produire ainsi les phénomènes de transmutation.

La Chimie moderne, tout en raillant l'Alchimie, s'est emparée de ses principes et exprime, dans son langage, les mêmes choses que l'antique Alchimie.

Que dit-elle en effet sous la plume autorisée de l'un des plus illustres penseurs et physiciens de notre époque, le Docteur Gustave Le Bon ?

Ouvrons son génial ouvrage, L'ÉVOLUTION DE LA MATIÈRE, à la page 295 et lisons ce qui suit, paragraphe intitulé rôle des quantités infiniment petites et les actions de présence

« Nous venons de voir que des corps jouant une action tout à fait prépondérante dans les phénomènes de la vie, n'agissaient que par leur présence et perdaient leurs propriétés, dès qu'on les dépouillait de traces de certaines substances étrangères qu'ils contiennent.

Nous nous trouvons donc en présence de deux faits d'un ordre spécial, l'influence des quantités très petites et des actions de présence.

« Nous avons déjà montré, à propos de notre discussion sur l'existence du radium, le rôle de ces petites quantités de corps étrangers sur divers phénomènes, la radioactivité artificielle et la phosphorescence notamment. Ce rôle, très ignoré jadis, des quantités infiniment petites en chimie et en physiologie, grandit chaque jour et les phénomènes où on l'observe deviennent innombrables.

« À ceux que nous avons déjà eu occasion de citer, on pourrait en ajouter d'autres. Je me bornerai à indiquer comme type l'oxydation de l'hydroquinone. Une solution aqueuse d'hydroquinone agitée avec de l'oxygène ne s'altère pas, alors que si on y a ajouté une trace d'acétate de manganèse, l'oxydation s'effectue rapidement, si grande que soit la masse d'hydroquinone. Les choses se passent comme si le sel ajouté ne faisait que transporter de l'oxygène, le fixer, et, redevenu libre, agir sur une dose nouvelle de substance. C'est aussi sans doute de cette façon qu'agit la mousse de platine sur un mélange d'acide sulfureux et d'oxygène pour le transformer en acide sulfurique. Chaque réaction semble avoir ainsi son excitant qui serait un simple accélérateur de la combinaison. Une réaction chimique n'est pas quelque chose de fatal et d'instantané. Elle a une évolution qui peut être lente ou rapide.

« L'illustre Moissan, avec qui j'ai plusieurs fois causé de ce sujet, y attachait une grande importance. Il avait d'ailleurs de sérieuses raisons pour cela. On sait qu'après avoir isolé le fluor par électrolyse de l'acide fluorhydrique, il échoua complètement la première fois qu'il voulut renouveler ses expériences devant une commission académique. En recherchant la cause de son insuccès, il découvrit que pour réussir, il fallait ajouter au liquide une trace de fluorure de calcium qui le rend conducteur. Il n'avait pas pu répéter son expérience uniquement parce que, croyant mieux faire, il avait employé un corps très pur.

« Les substances ajoutées à d'autres, en faibles quantités, semblent le plus souvent n'agir que par leur présence, c'est-à-dire, je le répète, sans apparaître dans les produits des réactions finales. On leur donne le nom de catalyseurs. Chaque réaction doit avoir probablement son catalyseur.

« Ces actions de présence dites aussi catalytiques, ont été observées en chimie depuis fort longtemps ; on savait, par exemple, que l'oxygène et l'acide sulfureux, sans action l'un sur l'autre, s'unissent pour former de l'acide sulfurique en présence du noir de platine, sans que ce dernier intervienne dans la réaction ; que le nitrate d'ammonium habituellement inaltérable, donne un dégagement continu d'azote en présence du même noir de platine. Ce dernier corps ne se combine pas avec l'oxygène, mais il peut en absorber 800 fois son volume.

« Parmi les corps, dont il serait permis de dire à la rigueur, qu'ils n'agissent que par leur présence, se trouve la vapeur d'eau, qui, à dose extrêmement petite, joue un grand rôle dans diverses réactions. De l'acétylène parfaitement desséché, est sans action sur l'hydrure de potassium, mais en présence de la trace infime de vapeur d'eau qui se dégage d'un bloc de glace refroidi à 80 degrés au-dessous de zéro, les deux corps réagissent l'un sur l'autre avec une telle violence que le mélange devient incandescent.

« L'acide carbonique bien desséché est également sans action sur le même hydrure de potassium. En présence d'une quanti presque impondérable de vapeur d'eau, il se combine avec, lui. De même pour beaucoup d'autres corps, le gaz ammoniac et le chlorhydrique, par exemple, qui se combinent habituellement en donnant d'épaisses fumées blanches, mais ne se combinent plus dès qu'ils ont été soigneusement desséchés. On se rappelle que j'ai montré qu'en ajoutant à des sels de quinine desséchés des traces de vapeurs d'eau, ils deviennent phosphorescents et radioactifs.

« Bien que les actions catalytiques soient anciennement connues, c'est depuis quelques années seulement qu'on a observé leur rôle prépondérant dans la chimie des êtres vivants. On admet maintenant, nous l'avons vu, que les diastases et les ferments divers, dont l'influence est si capitale, n'agissent que par leur présence.

« En examinant de près le rôle des corps agissant par leur simple présence, on constate qu'ils se comportent comme si de l'énergie était transportée du corps catalyseur au corps catalysé. Ce fait ne peut guère s'expliquer, croyons-nous, que si le corps catalyseur subit un commencement de dissociation atomique. Nous savons que, en raison de l'énorme vitesse dont sont animées les particules de la matière pendant sa dissociation, des quantités considérables d'énergie sont produites par la dématérialisation d'une quantité de matière tellement impondérable, qu'elle échappe à toute pesée. Les corps catalyseurs seraient donc simplement des libérateurs d'énergie.

« S'il en est réellement ainsi, nous devrons constater que le corps catalyseur finit à la longue par subir une certaine altération. Or, c'est justement ce qui se vérifie par l'observation. Le noir de platine et les métaux colloïdaux finissent par s'user, c'est-à-dire, qu'à force de servir, ils perdent une grande partie de leur action catalysante ».

On verra par la suite, aux chapitres correspondants, que les ferments métalliques se comportent à la manière des catalyseurs dont parle le Dr G. Le Bon, mais il convient de noter les caractéristiques de la différence de méthode persistant entre la Chimie et l'Alchimie : la première stérilise presque toujours la Matière qu'elle prétend dissocier et dont elle considère la radioactivité comme le degré ultime et supérieur de son évolution, tandis que la deuxième fertilise la Matière, la rend de plus en plus vivante et bien loin de la dissocier, associe au contraire ses éléments atomiques, afin de constituer des groupes d'êtres harmonieux et puissants et qui forment des édifices où les matériaux s'intègrent au lieu de se désintégrer.

IV. — La Constitution de la Matière

Les théories modernes sur la constitution de la Matière sont extrêmement complexes, car elles se modifient constamment et offrent des divergences assez considérables, suivant les auteurs dont elles émanent. Il n'entre point dans le programme de notre ouvrage de les exposer successivement et de les comparer entre elles, ce qui nous entraînerait beaucoup trop loin.

Nous nous bornerons donc à résumer l'ensemble de la question, en faisant appel à deux savants remarquables : Le professeur Max Born et le Docteur Gustave Le Bon qui ont développé l'analyse des conceptions actuelles sur les atomes dans ces deux livres excellents : LA CONSTITUTION DE LA MATIÈRE, par le Pr. Max Born[8] et l'ÉVOLUTION DE LA MATIÈRE, par le Dr. Gustave Le Bon.[9]

La masse d'un corps dépend de la quantité d'énergie qu'il contient.

La masse d'un corps est égale à la quantité d'énergie contenue dans celui-ci, divisée par le carré de la vitesse de la lumière :

$M = E/C^2$

Les orbites internes de l'atome, décrites par les électrons, sont qualitativement identiques pour tous les éléments. Elles engendreront ainsi qualitativement les mêmes spectres de rayons de Roentgen.

Au point de vue quantitatif cependant, comme les électrons sont attirés par le noyau, proportionnellement à la charge Z qui va toujours en croissant, les orbites se resserrent, ce qui a pour effet d'augmenter la fréquence des rayons de Roentgen.

L'orbite la plus éloignée du centre peut compter de 1 à 8 électrons ; pour des éléments d'une même colonne du système périodique, le même nombre

---

[8] La Constitution de la Matière, par le Pr. Max Born, de l'Université de Francfort, Paris 1922.
[9] L'Évolution de la Matière, par le Dr. G. Le Bon, Parla 1923.

d'électrons gravitent sur l'orbite extérieure, c'est pourquoi ces éléments ont des propriétés chimiques et optiques, semblables. Kossel rend compte de la valence chimique des différents éléments. Il admet que la présence de 8 éléments sur l'orbite extérieure donne le maximum de stabilité à l'édifice atomique, c'est ce qui a lieu pour les gaz nobles. Une orbite possédant un seul électron est très peu stable, l'électron peut facilement s'échapper.

Une orbite à deux électrons est déjà plus stable.

Une orbite à sept électrons a tendance à attirer à elle un électron pour passer à l'état le plus stable.

Une orbite à six électrons cherche à attirer deux électrons, mais avec une force moindre, etc....

Kossel ramène la valence chimique et les attractions d'atome à atome, à des phénomènes purement électrostatiques.

Étudions le cas du chlorure de sodium. Le phénomène primaire est le suivant : l'électron isolé qui se trouve sur l'orbite externe de Na saute sur l'arbitre externe de Cl qui a déjà 7 électrons et lui donne la forme la plus stable. Cet électron, par sa charge, communique à l'atome de Cl un caractère négatif, tandis que celui de Na qui a perdu un électron est chargé positivement, d'où évidemment attraction entre Na^+ et Cl^- pour former $NaCl$.

On admet que les spectres d'émission des différents éléments sont dus aux mouvements des électrons appartenant aux orbites extérieures.

Constitution et Mécanique des Atomes

Les atomes sont de véritables petits systèmes solaires, dont le noyau est l'astre central, les électrons figurant les planètes.

Contrairement à ce que nous avons en astronomie, la grandeur du noyau n'est pas immense par rapport à celle des électrons.

L'attraction n'est pas due à la gravitation, mais elle est d'ordre électrostatique.

Comme les lois de Newton et de Coulomb s'expriment par des formules semblables, les lois du mouvement restent identiques.

Les 4 lois fondamentales du mouvement des électrons sont :

1° L'électron décrit une ellipse dont le noyau occupe un des foyers.

2° Les carrés des temps de révolution sont entre eux comme les cubes des grands axes des ellipses décrites.

3° Les aires décrites par un rayon vecteur sont entre elles comme les temps employés à les décrire.

4° Le rapport de l'aire décrite pendant une révolution au temps mis à la décrire est un multiple de $h/4^\pi m$ où m est la masse de l'électron et h la constante de Planck. $h = 6,55, 10^{-27}$ erg par sec.

Born suppose que les électrons tournent dans un plan équatorial équidistant des deux noyaux.

On voit que les physiciens modernes appliquent le principe de la science hermétique concernant l'identité du Macrocosme et du Microcosme régis tous deux par les mêmes lois. Les soleils sont les atomes de l'Espace céleste et les atomes sont les soleils d'un Univers invisible à nos yeux. Ce sont des êtres vivants, des organismes complexes, dont les propriétés différentes sont dues aux mouvements de rotation et de translation des planètes, des électrons groupés en systèmes ou en protons d'après le langage de nos savants actuels.

Les propriétés chimiques des éléments et leurs modifications doivent certainement s'expliquer par les mouvements des atomes, par les perturbations qu'ils subissent, par les groupements et les influences qui dérivent de leurs affinités réciproques.

Polarité de la Matière

Rutherford a obtenu des rayons secondaires en faisant traverser de l'azote par un faisceau de rayons de Roentgen ; ces rayons secondaires ne pouvaient être dus qu'à des atomes d'hydrogène. Les particules ont donc dû dissocier les atomes d'azote en atomes d'hydrogène.

CHIMIE ET ALCHIMIE

Cette dernière découverte permet de supposer que la Matière est composée de deux éléments de polarité différente, la Physique et la Chimie deviendraient alors une branche de la théorie des nombres, à savoir la théorie du nombre atomique z.

La dissociation joue un grand rôle dans la physico-chimie actuelle, car elle et, considérée comme le phénomène de l'ionisation et l'on sait que les ions et les électrons seraient les éléments constitutifs et de sens électrique contraire de la Matière.

Voici comment s'explique à ce sujet le Dr. Le Bon : « Supposons maintenant, qu'un corps quelconque, un gaz par exemple, soit ionisé, c'est-à-dire dissocié. Selon les, idées actuelles, il se formerait dans son sein des ions positifs et des ions négatifs selon processus comprenant les trois opérations suivantes :

1° L'atome primitivement neutre, c'est-à dire composé d'éléments qui se neutralisent, perd quelques-uns de se électrons négatifs.

2° Ces électrons s'enveloppent par attraction électrostatique, d'un petit nombre de molécules neutres du gaz qui les entoure de même que les corps électrisés attirent les corps voisins. Cet ensemble d'électrons et de particules neutres forment l'ion négatif.

3° L'atome ainsi privé d'une partie de ses électrons possède alors un excès de charge positive, il s'enveloppe à son tour d'un cortège de molécules neutres et forme l'ion positif.

Telle est — ramenée à ses points essentiels — la théorie actuelle que les recherches de nombreux expérimentateurs ont fini par faire adopter malgré toutes les objections qu'elle soulève ».

Ces objections portent à notre sens sur le caractère exagérément théorique et spéculatif de la doctrine des ions et des électrons et de la dissociation ou radioactivité, dans laquelle les formules mathématiques tiennent place de démonstration expérimentale, cette dernière faisant défaut ou étant très discutable, car la fameuse question des innombrables Rayons est loin d'être tranchée et les phénomènes radioactifs pourraient, peut-être bien, être attribués, non pas à la mort, mais à la genèse de la Matière. Mais citons encore ces quelques lignes de M. F. Honoré, extraites de son remarquable ouvrage LE RADIUM[10] et qui condense parfaitement les idées présentes sur la constitution de la Matière :

« La théorie actuelle de la constitution de la Matière peut se résumer ainsi dans ses grandes lignes.

« La Matière est composée de myriades d'atomes séparés par des intervalles de ce qu'en langage vulgaire nous appelons le vide. Chaque atome serait formé d'un noyau positif entouré d'électrons négatifs. Ce noyau est d'environ un milliard de fois plus petit que son enveloppe.

« Ces atomes seraient en agitation perpétuelle ; on peut s'imaginer leur mouvement comme ressemblant à celui-des myriades d'infiniment petits que nous voyons danser dans une goutte d'eau examinée au microscope. Par suite de phénomènes attractifs ou répulsifs où intervient l'électricité, ces atomes restent en équilibre les uns vis-à-vis des autres ; ils conservent leurs distances. Dans l'éther remplissant les espaces vides, agirait une force répulsive qui rend ces espaces impénétrables dans les conditions ordinaires et qui peut, se comparer à la force électromagnétique qui maintient à distance deux corps chargés d'une électricité de même sens qui cherchent à entrer en contact. Dans ce tourbillon, en apparence désordonné, le rythme des mouvements se trouverait parfaitement équilibré. Une fois par hasard seulement, il arriverait que deux atomes se rencontrent et s'entrechoquent.

« Enfin, l'assemblage des atomes serait assuré par une, force colossale qui nous donne l'apparence de la cohésion et d'une substance ininterrompue. L'illusion de nos sens dans ce domaine est aussi compréhensible que celle qui laisse ignorer à notre œil les révélations de l'ultramicroscope ».

Voici, d'ailleurs, une comparaison saisissante qui nous est présentée par M. Lepape.

---

[10] Le Radium, par F. Honoré, Gauthier-Villars, Paris 1926.

« Si nous agrandissons l'atome 10^{13} fois (soit environ 10 trillions de fois) c'est-à-dire si nous représentons 1 cm par les $^2/_3$ de la distance de la Terre au Soleil, le noyau de l'atome d'hydrogène aura un rayon d'un demi-centième de millimètre et les noyaux des autres atomes des rayons probablement compris entre 5 et 30 cm. Autour de ces noyaux, les électrons périphériques (92 au maximum, ce maximum appartenant à l'uranium qui possède le poids atomique le plus élevé) auront chacun un rayon de 1 cm et seront répartis dans une sphère de 1 km. de rayon.

« Cette image nous montre combien la matière est, en réalité, vide et lacunaire, et aussi combien doivent être puissantes, les attractions électromagnétiques d'éléments si ténus pour donner à l'atome (et à la matière) sa texture rigide et les traits innombrables de sa physionomie physique et chimique ».

« On comprend ainsi la possibilité, pour les rayons particuliers Alpha et Beta de traverser la matière, bien que le mécanisme de ce phénomène n'ait pas encore reçu une explication définitive ».

Terminons cet exposé général en signalant l'impasse où se trouvent fourvoyés les physiciens qui veulent traduire uniquement au moyen des mathématiques les propriétés du milieu universel, alors qu'elles sont d'ordre vital et par conséquent inconciliables quand on les présente en équations.

L'Éther lumineux a toutes les propriétés d'un corps solide, incompressible et parfaitement élastique. Malgré cela, les corps célestes se meuvent dans l'Éther à de très grandes vitesses, sans frottement et sans perturbation. Ces propriétés si contradictoires de l'éther, et certaines autres objections montrent bien la fragilité de cette théorie.

« L'Éther lumineux ne peut plus être considéré comme un corps liquide, gazeux ou solide, c'est un milieu continu ». (La Constitution de la Matière, par Born, page 39).

Milieu continu, c'est facile à dire, mais cela n'explique rien. La science se trouve ici en présence d'un mystère, c'est-à-dire de quelque chose qu'elle n'a point réussi à déterminer. Les hermétistes nomment lumière astrale cette matrice universelle.

Pour les alchimistes, la Matière est faite d'une matière première universelle, quintessence qui n'est autre que la substance constitutive de toute chose.

Ils l'appellent semence des minéraux et des métaux, montrant ainsi que les particules élémentaires auxquelles cette semence correspond et qui sont affectées d'une vitesse et d'une longueur d'onde, voisine de celles de la lumière, sont des organismes vivants, mâles et femelles, c'est-à-dire doués d'une affinité positive et négative, d'ordre magnéto-électrique et ces particules, plus divisées encore que les atomes chimiques proprement dits, correspondent à ce que les physiciens modernes ont nommé l'Éther, point d'unité, entre la Force et la Matière. Ces particules donnent naissance aux atomes, aux molécules et par conséquent aux divers corps de la Nature, puisque les éléments chimiques sont formés par l'assemblage spécifique de ces vibrations germinatives et possèdent des propriétés différentes suivant la proportion et l'orientation des particules constituant les atomes qui se groupent en molécules d'où proviennent toutes les combinaisons de la Matière.

Cette semence ou Matière première forme l'amas nébulosique du monde infinitésimal.

Cette nébuleuse, au sein de laquelle ont lieu les vortex et les tourbillons, est la pépinière des atomes et des univers atomiques, comme les nébuleuses célestes le sont des soleils et des univers sidéraux.

Aux yeux de l'Alchimie, la Matière est vivante, les atomes sont des êtres animés et conscients, manifestant d'innombrables signes énergétiques par quoi ils traduisent leur vitalité.

Ces atomes s'attirent ou se repoussent dans leurs courses incessantes et ils s'unissent en raison de leurs affinités respectives et leurs mouvements suivent des orbites selon les lois de l'attraction et de la gravitation qui régissent tous les corps dans l'Espace.

Peu nous importent les ions, les électrons et les protons dont les physiciens sont incapables de modifier le cours de leurs évolutions, même en les bombardant à jet continu et qui ne correspondent d'ailleurs qu'à des variations de longueur d'ondes ou à d'hypothétiques rayons d'intensités différentes.

Les alchimistes considèrent ces modalités comme une manifestation énergétique de la vie de la Matière, de son âme algébriquement intraduisible, manifeste par contre dans la réalité biologique des actions physico-chimiques. Combinaisons et réactions naturelles qui confondent nos calculs et les opérations enfantines de nos laboratoires.

C'est en étudiant le groupement des atomes en systèmes, en espèces, en familles, c'est en scrutant la psychologie de leurs unions et de leurs divorces, le déterminisme de leurs sympathies et de leurs antipathies, que l'on parviendra à saisir l'énigme de la Constitution de la Matière.

V. — *La Synthèse Alchimique*

L'Alchimie, branche de la Science Hermétique, comme il a été dit plus haut, s'attachait particulièrement à l'étude des êtres minéraux, mais elle constituait aussi une vaste synthèse de l'Univers que l'on retrouve à peu près identique chez tous les peuples anciens, Égyptiens, Phéniciens, Hébreux, Chinois, Japonais, Indiens, Grecs, Arabes.

Aux yeux des initiés, la même loi régissait la transformation ascensionnelle de tous les êtres, à travers les différentes économies du Monde et il en résultait par conséquent une alchimie symbolique et morale, au moyen de laquelle l'homme devait parvenir aux sommets de la perfection et acquérir par l'extase, l'illumination intérieure, la connaissance absolue et la vie éternelle.

L'Alchimie, dont la tradition se conserve tout en se modifiant sans cesse et dont les principes restent invariables, poursuit toujours le même but, mais de façon moins mystique et plus relative, en vue de la formation d'une synthèse positive, résultant de la coordination de toutes les lois scientifiques, car l'Alchimie considère que Tout est dans Tout et que l'Unité est l'expression même de la Nature à travers les pluralités qu'elle engendre.

« La Science du Grand Œuvre, nous rapporte Hoefer dans son ouvrage intitulé HISTOIRE DE LA CHIMIE, ne consistait pas seulement dans l'étude des métaux, des terres et de leurs combinaisons; c'était la Science de l'Univers, entourée de symboles et de mystères qui étaient tous, comme nous l'avons montré, originairement fondés sur des faits d'observations incontestables.

« Les nombres jouaient un grand rôle dans ces mystères, comme dans les doctrines de Pythagore. Les quatre éléments : l'eau, l'air, la terre et le feu, exprimaient, dans l'ordre physique, Dieu ou l'Univers-Dieu.

« La doctrine de l'âme du monde se rattachait, à ce système ; les âmes des hommes, des animaux et des plantes constituaient des parties de l'âme du monde ».

Ce système panthéistique, qui apparaît le plus logique au regard de celui qui scrute, sincèrement l'énigme de la vie dont le processus intime échappe à notre analyse, reposait sur les nombres binaires, ternaires et quaternaires auxquels il faut ajouter les nombres cinq, sept, neuf et quinze, résultat de l'addition des trois premiers nombres impairs (3+5+7 = 15).

Ces nombres représentaient les nombres rythmiques, présidant aux groupements et aux combinaisons.

Les nombres rythmiques sont à la base même des principes sur lesquels repose la Chimie moderne.

LE POIDS D'UN COMPOSE EST ÉGAL À LA SOMME DES POIDS DES COMPOSANTS.

Par exemple, le soufre en brûlant à l'air donne un gaz incolore et le poids du gaz sulfureux produit est égal à la somme des poids du soufre et de l'oxygène qui se sont combinés.

DEUX CORPS, POUR FORMER UN MÊME COMPOSÉ DÉFINI, SE COMBINENT TOUJOURS DANS LE MÊME RAPPORT.

2 grammes d'hydrogène se combinent toujours avec 16 grammes d'oxygène pour former de l'eau.

LORSQUE DEUX CORPS SE COMBINENT EN DIVERSES PROPORTIONS POUR FORMER PLUSIEURS COMPOSES DIFFÉRENTS, IL Y A TOUJOURS UN RAPPORT SIMPLE ENTRE LES DIFFÉRENTS POIDS DE L'UN D'EUX QUI SE COMBINENT AVEC UN MÊME POIDS DE L'AUTRE.

Les composés oxygénés de l'azote combinent leurs éléments dans la proportion de

28 gr. d'azote pour 16 gr. d'oxygène.
28 » » 32 » »
28 » » 48 » »
28 » » 64 » »
28 » » 80 » »
28 » » 96 » »

Ces différents poids d'oxygène qui se combinent avec un même poids d'azote sont entre eux comme les nombres 1, 2, 3, 4, 5, 6.

QUAND DEUX CORPS. SE COMBINENT A UN TROISIÈME, LES POIDS DE CES CORPS QUI S'UNISSENT À UN MÊME POIDS DU TROISIÈME, SONT TELS QU'ILS REPRÉSENTENT À UN MULTIPLE ENTIER ET GÉNÉRALEMENT SIMPLE PRÈS, LES PROPORTIONS SUIVANT LESQUELLES ILS SE COMBINERONT ENTRE EUX.

Ainsi l'hydrogène et l'oxygène se combinent dans le rapport de 2 gr. d'hydrogène à 16 gr. d'oxygène pour former de l'eau.

L'hydrogène et le chlore se combinent dans le rapport de 2 gr d'hydrogène à 71 gr. de chlore pour former l'acide chlorhydrique.

Or ces poids, 16 gr. D'oxygène et 71 gr. de chlore (ou leurs multiples par un nombre simple) sont précisément les poids de ces corps qui se combineront ensemble.

En effet, l'oxygène et le chlore s'unissent dans le rapport de 16 gr. d'oxygène à 71 gr. de chlore pour former l'anhydride hypochloreux.

Ce résultat d'expérience permet d'établir un lien entre les rapports constants suivant lesquels les corps se combinent en obéissant à la loi de Proust.[11]

1° QUAND DEUX GAZ SE COMBINENT, LES VOLUMES DES GAZ QUI ENTRENT EN COMBINAISON SONT TOUJOURS EN RAPPORT SIMPLE.

2° LE VOLUME DU COMPOSE CONSIDÉRÉ À L'ÉTAT GAZEUX EST AUSSI EN RAPPORT SIMPLE AVEC LES VOLUMES DES GAZ COMPOSANTS.

Dans les exemples cités ci-dessus, on constatera la constance proportionnelle et par conséquent rythmique des nombres 2 et 16 (2e loi), 28 et 16 (3e loi) et 16 et 71 (4e loi).

Le tableau de classification des éléments chimiques d'après leurs poids atomiques, indique un rapport entre les poids atomiques des éléments et leurs propriétés Physiques et chimiques, il démontre également la périodicité et la progression régulière de certains nombres. Ainsi se trouve encore illustrée la loi

---

[11] Traité Élémentaire de, Chimie, par Troost et Pochard, Paris 1925.

de l'influence rythmique des nombres proclamés par l'hermétisme et l'alchimie.

En effet, en examinant la ligne verticale de la classification de Mendeleïev, on trouve les rapports suivants

Li	=	7	—	Na	=	23, différence		16.
Gl	=	9,1	—	Mg	=	24,	»	16.
B	=	11	—	Al	=	27,	»	16.
C	=	12	—	Si	=	28,	»	16.
Az	=	14	—	P	=	31,	»	16.

Etc..., etc...

16 nous apparaît comme le nombre rythmique présidant à la formation de ces éléments chimiques.

En examinant la ligne horizontale, on observera les rapports ci-après

Li	=	7	Gl	=	9, différence	2	
B	=	11	C	=	12,	»	1
Az	=	14	O	=	16,	»	2
O	=	16	F	=	19,	»	3

Etc..., etc...

Les nombres rythmiques sont ici 1, 2, 3.

Dans tous les rapports numériques présentés par les lois que nous avons énoncé, il est facile de constater la présence méthodique des nombres 2, 3, 5, 7, considérés par les hermétistes comme les puissances formatrices des combinaisons de la Nature.

Théorie des Quatre Éléments

L'Alchimie admettait 4 éléments : le Feu, l'Air, la Terre et l'Eau, corps simples qui étaient les principes de tous les êtres composés, en raison de leur diversité, de leur mélange, et qui leur communiquaient les qualités du chaud, du sec, du froid et de l'humide. Ces propriétés, correspondaient aux quatre états connus de la Matière : état igné, état gazeux, état solide, état liquide.

Les Éléments constituaient les quatre états fondamentaux de la Substance Universelle, d'après la loi du quaternaire, le nombre 4 étant celui de la réalisation, symbolisée par le carré ou le cube.

Les Éléments donnaient naissance aux mixtes, à toutes les modalités de la Nature.

Les Éléments, simples en principe, étaient composés dans la réalité des choses, car ils étaient renfermés les uns dans les autres, mais avec prédominance de l'un d'entre eux qui donnait alors son nom à la combinaison.

L'eau en se condensant se change en pierre et en terre ; la terre dissoute et décomposée devient, en s'évaporant, de l'air ; l'air enflammé devient du feu ; le feu comprimé et éteint redevient de l'air ; à son tour l'air condensé et épaissi se transforme en nuages et en brouillards ; les nuages en se condensant encore davantage se résolvent en eau ; l'eau se change de nouveau terre et en pierre. Tout cela forme un cercle dont toutes les parties semblent s'engendrer les unes les autres.

Ce cycle exprimait le cours des transformations de la matière visible et secondaire formée par les éléments essentiels.

HOEFER rapporte dans son HISTOIRE DE LA CHIMIE, page 230, cette expérience typique qui illustre fort bien les idées des alchimistes sur la transformation des éléments :

« Lorsqu'on analyse les substances organiques en les chauffant dans un appareil distillatoire, on obtient un résidu solide, des liquides qui passent à la distillation et des esprits qui se dégagent.

« Ces résultats venaient à l'appui de l'ancienne théorie, d'après laquelle la Terre, l'Eau, l'Air et le Feu formaient les quatre éléments du Monde. Le résidu solide représentait la Terre ; les liquides de distillation représentaient l'Eau et les esprits l'Air. Quant au Feu, il était considéré tantôt comme un moyen de purification, tantôt comme l'âme ou le lien invisible de tous les corps ».

Il n'y a point d'Élément simple. La Terre, par exemple, est un composé de terre, d'eau, d'air et de feu. Il en est de même des trois autres Éléments et on donne à chacun le nom de celui qui y domine.

Ils agissent tous les uns sur les autres et si c'est directement, ils s'altèrent.

Le Feu agit sur l'Eau par le moyen de l'Air, sur la Terre au moyen de l'Eau, s'il y agit immédiatement il la brûle.

L'Air est la nourriture du Feu, l'Eau sert d'aliment à la Terre et tous agissent de concert pour la formation et la composition des mixtes, c'est-à-dire, dans le langage moderne, pour la composition de tous les corps chimiques.

Faisons observer en passant que nous avons esquissé une classification des Éléments chimiques d'après les correspondances du Tarot, suivant les 4 grands principes constitutifs de la Matière : Feu, Eau, Air, Terre, qui, représentent avec l'éther ou substance radiante, les modalités de tous les corps de la Nature.

Le Feu comprendra donc tous les corps ignés et très actifs ; l'Air les corps gazeux ou légers ; l'Eau les corps aqueux ou neutres ; la Terre les corps lourds et passifs.

La loi de l'affinité régit cette classification, plus rationnelle que celle de la Chimie actuelle.

Nous renvoyons les lecteurs que la question intéresse, à notre ouvrage LA RÉVOLUTION CHIMIQUE, chapitre intitulé « Le Tarot alchimique et chimique ».

Au Feu correspondra l'Oxygène, à l'Air l'Hydrogène, à l'Eau l'Azote, à la Terre le Carbone et les divers éléments chimique se rangeront respectivement sous l'un de ces quatre principes suivant leur affinité avec l'Oxygène, l'Hydrogène, l'Azote, le Carbone.

L'Hydrogène est combustible et passif par rapport à l'Oxygène doué de qualités comburantes. L'Azote est inerte et le Carbone est un réducteur énergique ; il représente l'élément constitutif de tous les corps organiques.

Dans notre classification, les corps sont rangés en raison de leur activité par rapport à l'oxygène, type positif.

L'Hydrogène et l'Azote sont les chefs de file des éléments passifs ou négatifs et le Carbone groupe les éléments les plus pesants.

La combinaison des corps, s'effectue donc en vertu des tensions électriques opposées qu'ils présentent et la combinaison est d'autant plus vive que la tension est plus forte.

La chaleur et la lumière qui se dégagent durant les combinaisons sont, comme l'avait déjà soutenu Davy et à sa suite Berzelius, des manifestations électriques démontrant l'énergie vitale des atomes.

Le système électrochimique basé sur la polarité, c'est-à-dire sur, les affinités réciproques des atomes, apparaît le plus conforme à la véritable conception des échanges vitaux de la Matière et c'est à ce système, révisé et mis au point, qu'il s'agit de revenir aujourd'hui, d'autant plus que les phénomènes de la radioactivité confirment les états électromagnétiques manifestés par les atomes dans toutes leurs actions et réactions.

Le Soufre, le Mercure et le Sel

Voyons maintenant comment les alchimistes envisageaient la marche de la Nature dans ses opérations destinées à former les corps, les mixtes, tous constitués par les trois principes secondaires issus des quatre Éléments et qu'ils nommaient Soufre, Mercure, Sel.

On sait que les mixtes comprenaient l'ensemble des différents êtres de la Nature, minéraux, végétaux et animaux, animés d'une même vie, puisqu'ils résultaient de la combinaison différente et progressive des mêmes éléments.

La sublimation, la descension et la coction servent à la Nature pour former tous les mixtes, nous dit l'Alchimie.

La sublimation s'effectue par l'élévation des vapeurs, c'est-à-dire des gaz dans l'air où ils se condensent sous forme de nuages, la seconde se fait par la pluie et la rosée.

Sécheresse et humidité se succèdent dans un équilibre grâce auquel les combinaisons peuvent s'accomplir.

La coction est une digestion ou une maturation de l'humeur crue, au sein de la terre et ainsi, sous l'action du feu intérieur de la terre, s'opère le travail de la fermentation des mixtes, véritable et puissante germination.

Ces trois opérations en réalité n'en font qu'une, elles transforment la Matière, règlent ses combinaisons en donnant naissance au Soufre, au Mercure et au Sel dérivant des quatre Éléments et qui sont les éléments principiés, ou secondaires, agents de toute vie substantielle, états de la Matière vivante, dus à la cuisson ou à la fermentation des parties constitutives des mixtes.

L'Alchimie enseigne que toute substance chimique est constituée par trois principes dérivés des 4 Éléments et qui se trouvent unis en proportions variées.

Ce sont le Soufre, principe mâle ou actif, igné, sec, le Mercure, principe femelle, passif, aqueux, ou plutôt humide. Le Sel correspond à l'union des deux parties précédentes. Il se présente sous forme matérielle et renferme la Terre et l'Air. Il est le lien du Soufre et du Mercure.

Ces définitions de l'Alchimie sont très logiques et répondent à la réalité des faits, car les mots ne sont jamais que des symboles et les termes employés en Alchimie correspondaient à la forme intellectuelle d'autrefois et n'étaient ni meilleurs, ni pires que ceux usités par la chimie de nos jours.

Les Acides, les Bases et les Sels de la chimie moderne, ne sont autres que le Soufre Mercure et le Sel des alchimistes.

La Chimie ne définit pas plus clairement les Acides et les Bases que l'Alchimie ne définit le Soufre et le Mercure et cela se comprend puisqu'il s'agit d'états de la Matière opposés l'un à l'autre, se distinguant par des réactions contraires qui se neutralisent dans les sels.

Ouvrons le TRAITÉ ÉLÉMENTAIRES DE CHIMIE, par Troost et Péchard, à la page 41 et lisons les définitions suivantes :

« Certains corps, comme le soufre et le phosphore, forment, en brûlant dans, l'air, des composés oxygénés qu'on, appelle des anhydrides. Les anhydrides en se combinant avec l'eau donnent des composés hydrogénés analogues au vinaigre par leurs propriétés chimiques, et que pour cette raison on appelle des acides. Les acides ont une saveur piquante comme celle du vinaigre et comme lui rougissent la teinture bleue de tournesol ».

« On appelle oxydes basiques les composés d'un corps simple avec l'oxygène, qui neutralisent les, propriétés des acides ; quand ils sont solubles, ils ramènent au bleu la teinture tournesol rougie par un acide ».

Un sel est le produit que l'on obtient quand dans la dissolution d'un acide, comme l'acide sulfurique, par exemple, on verse peu à peu une dissolution de potasse, jusqu'à ce que la liqueur n'agisse plus sur le papier rouge ni sur le papier bleu de tournesol ; cette liqueur abandonne, par évaporation une matière solide qui ne rappelle ni l'acide sulfurique, ni la potasse, ses propriétés sont différentes de celles de des deux corps ».

D'autre part, on trouve chez les alchimistes les définitions que voici :

Le Soufre se forme par mélange d'une terre très sèche, très subtile, mêlée avec l'humide de l'air.

Le Mercure se forme d'une terre grasse, visqueuse et d'une eau limpide.

On voit que ces deux états sont bien antagonistes l'un de l'autre par leurs propriétés contraires, le Soufre étant de la nature du Feu et le Mercure de la nature de la Terre.[12]

Quant au Sel, il constitue la matière substantielle des corps et se compose de peu de terre sulfureuse et de beaucoup d'eau mercurielle, c'est-à-dire qu'il réalise l'union du Soufre et du Mercure, mais sous une forme qui ne laisse subsister aucune des qualités spécifiques de l'un et de l'autre.

La synthèse alchimique demeure, malgré les siècles, et les contours qu'elle a tracés, embrassent la Nature avec une magnifique ampleur.

---

[12] Dom Pernety : Dictionnaire Mytho-Hermétique 1758 et les Fables Égyptiennes et Grecques dévoilées, 1786.

VI. — *La Vie des Minéraux et des Métaux*

La vie minérale et métallique a toujours été hautement proclamée par l'Alchimie. La Matière avait une âme et les atomes qui la composaient étaient animés et doués de conscience. Ils formaient par leurs groupements et leurs qualités les différentes semences des éléments chimiques au sein de la terre et chaque élément ne pouvait se reproduire que par sa propre semence, en raison de la spécificité qui règne dans le monde minéral et métallique comme dans le règne organique.

« Maintenant, toi, mon fils, va trouver l'agriculteur et demande lui quelle est la semence et quelle est la moisson. Tu apprendras de lui que celui qui sème du blé moissonne du blé, que celui qui sème de l'orge moissonne de l'orge. Ces choses, mon fils, te conduiront à l'idée de la création et de la génération et rappelle-toi que l'homme engendre l'homme, que le lion engendre lion, que le chien reproduit le chien ; c'est ainsi que l'or produit l'or et voilà tout le mystère ». (Épitre d'Isis, reine d'Égypte et femme d'Osiris, sur l'art sacré, adressée à son fils Horus).

Ces idées assimilent, comme on le voit, complètement le monde inorganique, minéral, à la nature organique, vivante. Pour les alchimistes, les pierres, les métaux étaient des êtres organiques qui se reproduisaient et se multipliaient comme les animaux et les végétaux.

C'est dans cette conception, hardie qu'il faut chercher le fondement de la théorie du Macrocosme et du Microcosme :

« Le soleil et les astres semblent avoir aussi une attention particulière pour les métaux, et, l'on dirait que la Nature leur laisse le soin de leur imprimer la forme. L'âme des métaux est comme emprisonnée dans leur matière ; le feu des philosophes sait l'en tirer pour lui faire produire un fils digne du Soleil et une quintessence admirable, qui rapproche le Ciel de nous.[13] »

L'influence des astres s'effectue d'après la loi de la Correspondance et de la Signature universelles des êtres et des choses. Le Cosmos est un vaste organisme, dont toutes les parties réagissent les unes sur les autres, par un mouvement vibratoire qui résulte du déplacement continu du champ magnétoélectrique.

Au sein de la Terre, les métaux naissent et croissent, suivant la proportion des éléments qui entrent dans leur composition, comme l'enseignait déjà nettement le célèbre alchimiste Geber :

« Les métaux se composent de deux ou de trois éléments d'une nature particulière. Leur proportion varie pour chacun des métaux. Celui qui parviendra à les isoler aura le pouvoir d'engendrer ou de transformer les métaux à volonté ».

Les minerais avaient, à ce que croyaient les anciens, la faculté de croître et de se multiplier comme les végétaux et les animaux. L'auteur Tachenius adoptant cette croyance, prétend la corroborer en citant comme exemple l'île d'Elbe, dont les mines fournissent depuis des siècles des masses prodigieuses de fer, et qui, loin de s'épuiser, semblent encore aujourd'hui être tout aussi riches sinon plus riches que le premier jour, il rappelle un autre exemple du même genre, ce sont les mines de vitriol empruntant à l'air la substance qui semble les alimenter. « C'est dans l'air, s'écrie-t-il avec Khalid, que se trouvent les racines des choses ».

Les investigations de la Physique et de la Chimie modernes multiplient et précisent les phénomènes de la vie minérale, et métallique et la Science reconnaît aujourd'hui que la Matière jouit de propriétés vitales à l'instar des autres règnes de la Nature, et ce n'est guère que depuis une vingtaine d'années que triomphe cette idée pour laquelle les alchimistes ont combattu depuis des siècles.

---

[13] Fables Égyptiennes et Grecques dévoilées, par Dom Pernety, page 102.

En 1892, à l'époque où j'écrivais mon petit livre intitulé « LA VIE ET L'ÂME DE LA MATIÈRE[14] », la physiologie minérale n'avait point encore conquis droit de cité et les exemples suivants que j'extrais de mon volume publié en 1894, restèrent inaperçus ou furent passés sous silence ; néanmoins, ils sont à la base de tous les développements qui ont été apportés par les savants à cette doctrine alors raillée ou méconnue :

« L'eau d'hydratation retenue par des corps, l'eau de cristallisation, constituent une sorte de respiration minérale, démontrant sous une face spéciale la vie de la matière.

« Les corps ont besoin absolument d'eau, l'absorbent, l'utilisent, l'expulsent, la soumettent à un mouvement manifeste d'aspiration et d'exhalation.

« L'eau de cristallisation joue un rôle important dans la forme du cristal.

« Elle a sur sa structure une influence remarquable, non moins remarquable que celle qu'elle possède sur la constitution des végétaux et des animaux.

« Si on élimine l'eau par la chaleur, la forme cristalline se détruit.

« Éliminez l'eau d'un végétal, d'un être quelconque et il meurt.

« L'eau doit exister dans les cristaux à l'état de glace.

« La rosée, dont la théorie n'est encore que très incertaine se produit également sur les corps minéraux exposés aux influences atmosphériques. Ce phénomène indique, à mon avis, une vitalité réelle de la Matière changeant d'état et, produisant des faits mécaniques analogues à ceux des êtres « organisés ». (Pages 131 et 132).

« Les minéraux se réparent, se complètent, reconstituent le type morphologique individuel. Il en est de même pour les êtres organiques dont la substance se répare, se reconstitue par la rédintégration des tissus blessés ou incomplets.

---

[14] *La Vie et l'Âme de la Matière*, Essai de Physiologie chimique, pat F. Jollivet Castelot, Société d'Éditions Scientifiques, Paris 1892-1894.

« Cet exemple nous montre une analogie de plus entre les phénomènes minéraux et les phénomènes organiques ; on voit que des types individuels, spéciaux, existent aussi bien chez les minéraux que chez les êtres plus élevés de l'échelle, types vers lesquels, tendent à s'équilibrer tous les « êtres » de l'Univers en vertu de la loi si mystérieuse de l'Hérédité.

« L'Hérédité est une loi de la Matière, de même que la concurrence vitale.

« L'Hérédité fait que les êtres, la Matière, tout en évoluant, reproduisent les traits ancestraux principaux et saillants, qui ne s'affaiblissent que lentement grâce à la tendance non moins étrange que possèdent les êtres une originalité, à une déviation du type ancestral. Selon que l'une ou l'autre propriété l'emporte, se manifestent, ou les phénomènes héréditaires dans toute leur force, ou des actions quasi nouvelles.

« Il est donc clair que la rédintégration cristalline est due à l'influence de la loi de l'hérédité à laquelle ne peuvent se soustraire les minéraux momentanément incomplets et qui tendent à l'équilibre, à l'harmonisation aussi absolue que possible avec leur milieu.

« L'Évolution est lente, laborieuse à étudier, bien plus encore pour les êtres chimiques que pour les individus ou les races zoologiques.

« Elle est déterminée par une foule de circonstances minimes en apparence, mais qui toutes ont leur grande importance, que dis-je, leur importance indispensable comme toutes les lois de la Nature qui réalisent le Plan de l'Univers infini, la Pensée de l'Être éternel et insondable.

« La Calcination est un phénomène équivalent à la respiration ; la calcination est encore une respiration minérale, puisqu'il y a fixation, absorption d'oxygène, oxydation en un mot.

« Hélas ! je ne puis pour l'instant, qu'esquisser les grands chapitres de la Dynamo-chimie, de la Physiologie minérale. La Science ne me permet point de fixer d'une manière étendue, expérimentale, les vérités que j'entrevois. Mais la Dynamo-chimie vient de naître et ses progrès son nombreux, stupéfiants. Je suis convaincu que dans le courant du siècle prochain, mes théories, ma thèse seront devenues des faits d'ordre chimique et que les savants reconnaîtront à la Matière son animique énergie. » (Ibid., pages 163 à 166).

Aux environs de 1900, un éminent savant faisait connaître le résultat de ses recherches sur la vie des cristaux et voici le résumé de ses importants travaux qui furent exposés dans ma revue ROSA ALCHEMICA, en 1902.

Étudiant au microscope de nombreuses solutions d'acide salicylique, d'acéto-tungstate de soude, d'acide pyrogallique, d'iodure de potassium, de bromure, de potassium, d'alun, etc..., il constata que les liqueurs restaient homogènes et que ce n'était qu'au moment de la cristallisation qu'apparaissaient des filaments bientôt transformés en cellules et qui s'agrégeaient en tissus.

Suivant pas à pas la formation des cristaux de diverses sortes, le savant observa « que les phénomènes vitaux des cristaux consistaient en la croissance par intussusception, c'est-à-dire par absorption et assimilation et non par dépôt de matière à la surface d'un cristal impénétrable, en formes variées de mouvement spontané, en germination, en formation de petits cristaux à l'intérieur du cristal mère. Il constata la lutte pour l'existence entre les divers éléments cristallins, ainsi que des maladies comprenant une quinzaine d'états pathologiques différents dont certains ont de grandes analogies avec les dégénérescences osseuses ; il constata également des périodes de vie différentes chez les cristaux, caractérisées par des ondes vibrantes, produisant alors, un échauffement capable de fondre la gélatine des préparations dont l'extinction marquait la fin de la vie du cristal et sa fusion en une masse homogène et transparente, le cristal tel que nous le connaissons d'ordinaire et qui n'est qu'un cadavre minéral ».

Bref, les cristaux naissent, croissent, vivent, se modifient, se nourrissent, se reproduisent et meurent comme tous les autres êtres de la Nature, nous donnant ainsi la preuve indéniable, de la vie des atomes, de la vie de la Matière.

Les atomes s'unissent entre eux par suite d'une véritable attraction, sexuelle, comme nous l'avons exposé longuement dans notre dernier ouvrage

« LA RÉVOLUTION CHIMIQUE ET LA TRANSMUTATION DES MÉTAUX ». Nous nous bornerons donc ici à reproduire ces quelques lignes, extraites de la revue PSYCHIC MAGASINE et qui viennent confirmer nos propres assertions :

Le Docteur Manouilov, membre de la Société de Physique, et Thérapeutique de Leningrad, a réussi à établir que les minéraux peuvent être classés en deux groupes groupe masculin et groupe féminin.

L'agence télégraphique de l'Union des Républiques soviétiques socialistes Tass, nous apprend qu'au cours de son entretien avec les représentants de la presse, le Docteur Manouilov fit la déclaration suivante :

« Au cours de mes travaux ayant trait à la détermination du sexe, des hommes, des animaux et des plantes, au moyen d'épreuves radioactives, l'idée m'est venue de la possibilité de l'existence de l'élément masculin et féminin même chez les minéraux. Mon attention fut attirée en premier lieu par le fait qu'un seul et même minéral possède deux formes cristallisées — la forme du cube el celle de l'octaèdre par exemple — absolument identiques quant à leurs propriétés chimiques.

« Afin de déterminer le sexe, j'avais soumis à une réaction spéciale le sang humain et celui des animaux, ainsi que les extraits des sucs des plantes. J'ai soumis également à la même réaction différentes formes cristallisées d'une seule et même espèce de minerai. J'ai fait cette expérience en me servant du minerai le plus typique, notamment la pyrite.

« La pyrite, cristallisée en cube, donna une décoloration de la substance dans laquelle elle fut plongée, c'est-à-dire une réaction masculine typique. La pyrite, cristallisée en octaèdre, étant plongée dans la substance, la colora, c'est-à-dire donna une réaction féminine typique.

« J'ai répété cette expérience avec onze minéraux différents, et j'ai toujours obtenu les mêmes résultats surprenants.

« Je n'ose pas affirmer que mes expériences aboutissent à une conclusion définitive et immuable sur l'existence du sexe chez les minéraux, je ne fais que constater un phénomène remarquable, observé dans le cas donné. Après des expériences prolongées dans ce domaine, j'espère pouvoir prouver l'existence d'un système unique et harmonieux de classification de tous les organismes de l'univers entier, en catégories masculine et féminine, en commençant par l'homme et en descendant jusqu'à la pierre »,

Bose, de son côté, a montré le caractère identique des réactions de la matière vivante et des réactions de la matière non vivante.

Les réactions électriques des métaux sont, d'après lui, identiques aux réactions électriques des êtres vivants.

Les métaux manifestent de la fatigue dans les mêmes conditions que les plantes et les animaux.

Les réactions d'un organe aussi hautement différencié que la rétine, trouvent leur parallèle dans les réactions de la matière inorganique. Un excitant lumineux provoque dans la rétine artificielle, coupelle d'argent bromuré, « des réactions qui suivent, dans tous leurs détails, celles provoquées dans une rétine vivante ».

L'on peut donc conclure que les réactions de la matière vivante, jusqu'en toutes leurs modalités, ne sont qu'une réplique des réactions de là matière inorganique.

Un témoignage nous en est encore fourni par les minéraux et les métaux colloïdaux qui ont des propriétés organiques, expressions d'une vitalité les apparentant aux autres êtres vivants. Signalons : l'argile, la houille, le fer, l'argent, le cuivre, l'or, dont les préparations colloïdales communiquent à ces corps des qualités moléculaires permettant de les faire rentrer nettement dans l'ordre des composés organiques.

Les phénomènes de dilatation, de calorimétrie et de thermochimie expriment également les manifestations énergétiques, c'est-à-dire vitales des éléments chimiques, traduits numériquement.

Le coefficient de dilatation par exemple des corps, montre la façon différente dont réagissent les divers éléments chimiques suivant une échelle de température :

L'acétate d'amyle a pour coefficient moyen de 0 à 100° 0,0012712

L'Acétate d'éthyle a pour coefficient moyen de 0 à 100° 0,00161.09
L'Acétone a pour coefficient moyen de 0 à 100° 0,0016160
L'Acide acétique a pour coefficient moyen de 0 à 100° 0,0011591
Et parmi les solides :
L'Argent a pour coefficient linéaire à 900° 0,000019,36.
Le Cuivre a pour coefficient linéaire à 1000° 0,000016,66.

Les chaleurs spécifiques des métalloïdes, des métaux, des composés organiques et inorganiques soulignent la façon dont réagit individuellement chaque corps :

L'Oxygène a pour chaleur spécifique 0,2175 et pour chaleur spécifique atomique 3,4800.

Le Soufre a pour chaleur spécifique 0,1764 et pour chaleur spécifique atomique 5,6553.

L'Argent a pour chaleur spécifique 0,055 et pour chaleur spécifique atomique 5,933.

L'Or a pour chaleur spécifique 0,032 et pour chaleur spécifique atomique 6,310.

L'Alcool a pour chaleur spécifique 0,615 et pour chaleur spécifique atomique 28,3.

L'Éther a pour chaleur spécifique 0,515 et pour chaleur spécifique atomique 38,16.

La magnésie a pour chaleur spécifique 0,24394 et pour chaleur spécifique moléculaire 9,76.

Le sulfure de fer a pour chaleur spécifique 0,13570 et pour chaleur spécifique moléculaire 11,94.

Les données calorimétriques de la thermochimie ne sont pas moins éloquentes. La quantité de calories dégagée par l'union des molécules grammes dans les combinaisons est fonction du tempérament, individuel des atomes et des molécules, dont l'activité apparaît plus ou moins considérable.

H + Cl, calories-grammes dégagées + 23,7.

H + Br, calories-grammes dégagées + 9,3.

Ag + Cl, calories-grammes dégagées + 29,2.
Sb + Cl$_3$, calories-grammes dégagées + 91,4.

Tous ces exemples, que nous pourrions multiplier à volonté, indiquent les caractéristiques individuelles, personnelles mêmes, des éléments et des composés chimiques qui réagissent suivant leur propre nature intime.

Par conséquent, nous voyons là les manifestations de la vie et de l'âme de la Matière et nous surprenons la manière dont se comportent tous ces êtres atomiques et moléculaires, sous l'influence du dynamisme rythmique du Cosmos.

Les lois fondamentales des proportions chimiques, attribuant à chaque corps une constante de poids dans ses combinaisons en proportions définies ou multiples, mettent en évidence le caractère individuel des atomes nous montrent en quelque sorte la fonction invariante de leur type et sont ainsi la preuve de la vie propre à chaque espèce atomique, traduisant par une équivalence, par une constante pondérale, signe de l'affinité des atomes entre eux et par rapport à l'hydrogène ou à l'oxygène.

Enfin un nouvel état de la matière, auquel les physiciens ont donné le nom de radioactivité et à la découverte duquel resteront attachés les noms illustres de Gustave Le Bon et de Pierre Curie, permet de constater de visu, c'est le cas, de le dire, la vie et l'âme de certains métaux absolument remarquables. En effet, le polonium, le radium et l'actinium, pour ne citer que les principaux représentants de la série des d'étaux radioactifs, possèdent une radiation spontanée, une luminosité analogue à la phosphorescence, mais beaucoup plus intense et d'une durée infiniment plus considérable ; radioactivité cent mille fois plus puissante que celle de l'uranium (constatée en 1896 par Becquerel), énergie lumineuse propre à ces métaux, qu'ils n'empruntent à aucun agent extérieur, et qui développe de l'électricité, impressionne les plaques photographiques, traverse les corps opaques, exerce sur les êtres animés une action physiologique marquée, communique par induction ses propriétés aux substances avec lesquelles se trouvent en contact les particules de polonium, de radium et d'actinium.

L'émission de ces corps radioactifs se compose : 1° d'une émanation gazeuse, arrêtée par le verre ; 2° d'un rayonnement qui traverse le verre et les métaux ; ce rayonnement se divise lui-même en deux parties : l'une déviable par un aimant, l'autre non déviable.

La recherche de ces Corps est encore très difficile et coûteuse : on retire environ 1. décigramme de chlorure de radium d'une tonne de résidus des minerais d'uranium.

On admet aujourd'hui que le radium manifeste son énergie sous l'aspect de 3 rayonnements : les rayons alpha, beta et gamma.

Les rayons alpha et beta, de nature corpusculaire, sont électrisés, les premiers positivement, les seconds négativement.

Les rayons alpha sont formés d'atomes d'hélium, les rayons beta sont analogues aux rayons cathodiques. Quant aux rayons gamma, ils seraient corpusculaires et constitués par un couple de particules chargées, l'une positivement, l'autre négativement. On les considère actuellement comme des radiations immatérielles, comme des « pulsations de l'éther », appartenant à la famille des radiations de la lumière invisible et analogues aux rayons X, avec une longueur d'onde beaucoup plus courte.[15]

Philosophiquement, le radium, par sa spontanéité énergétique, démontrerait la réalité du Monisme, c'est-à-dire l'identité de la force et de la matière ou de l'énergie et de la masse, formes essentielles de l'Être, des êtres de l'Univers.

L'unité vivante du Cosmos apparaît là, dans sa beauté simple.

Les savants ont été manifestement déconcertés par la constatation de cet étrange phénomène physico-chimique qui contredit les « immuables et dogmatiques » principes de la Science contemporaine touchant la conservation de la Force et de la Matière. Qu'est-ce qui constitue le foyer d'énergie spontanée, ce rayonnement que rien ne vient alimenter et qui ne fait pas perdre un atome de son poids à la substance, malgré les transmutations qu'elle

---

[15] Le Radium, par Honoré, Paris 1926.

subit ? Telle este l'énigme venant troubler la quiétude de la Science officielle, réduite, pour l'expliquer, aux hypothèses de la désintégration atomique.

L'âme de la Matière, la Vie des métaux sous sa forme électromagnétique, apparaît aux yeux des physiciens étonnés. Ils constatent indéniablement, au moyen du fait de l'expérience irrécusable, l'Hylozoïsme. Là où ils croyaient manipuler une substance inerte, ils touchent au contraire une matière animée, vivante, bizarre et mystérieuse qui extériorise en quelque sorte son être conscient et immortel, nonobstant la complexité de ses transformations. « La Matière est une, vit, elle pense, elle évolue et se transforme ». Cette formule résume les étapes à parcourir de la Physico-chimie, condense les préceptes de la Philosophie Minérale qu'avaient développés et prouvés les Sages de l'Égypte, l'Inde et de la Chaldée. O vieux fous d'alchimistes, chercheurs de quintessence, sublimes charlatans traqués par une foule, Ignorante, — turba stultorum — c'est encore et toujours vous qui aviez raison ! Créateurs décriés d'abstractions et d'absconces rêveries, faiseurs d'élixirs et, de poudre de transmutation, voilà le XXe siècle, cet orgueilleux XXe siècle, qui retrouve — comme par hasard — la clef de vos secrets travaux enfouis sous les ruines des sanctuaires ou cachés dans l'ombre recueillie, de vos collèges hermétique…. Qu'est-ceci ? Quel vent de cyclone souffle donc à travers les idées ? O Adeptes, ne serait-ce point que vous inspirez la Connaissance, que vous conduisez, dans la mesure du possible — du plus profond de vos solitudes inconnues des profanes — l'Évolution des âges — le Cycle des myriades d'ans !

VII. — La Pierre Philosophale

Il nous paraît inutile d'entrer ici dans une foule de détails sur la Pierre Philosophale but les alchimistes ont parlé d'une façon obscure, parce qu'ils revêtaient d'un symbolisme assez complexe des vérités expérimentales, concordantes chez tous les auteurs sérieux qui ont écrit sur ce sujet.

Les personnes désireuses d'approfondir la matière n'auront qu'à consulter la collection des traités d'alchimie grecs et latins et à se reporter à mes deux livres « COMMENT ON DEVIENT ALCHIMISTE », paru en 1897 et « LA SCIENCE ALCHIMIQUE », paru en 1904.

Ce que l'on veut ici, c'est exposer la question d'une façon brève et claire en résumant l'énorme amas de données si touffues des auteurs anciens.

L'œuvre de la Pierre Philosophale consiste en une dissolution et en une cuisson de matière.

La matière dissolvante se nomme Mercure, la matière à dissoudre se nomme Or. Ces deux substances sont l'argent vif et le soufre.

Le Mercure est la matrice dans laquelle on sème le sperme minéral qui doit être le fécondateur, transformé par son union avec l'ovule féminin, en un élément vital composé de sa substance propre et de celle de son dissolvant.

Ce Mercure subissait plusieurs purifications car les alchimistes de jadis ne pouvaient se le procurer directement à l'état chimiquement pur, ce qui nous est facile aujourd'hui.

La cuisson s'effectue par la lente digestion de ce ferment minéral dans le matras ou œuf philosophique au sein duquel se produisent la naissance et la croissance du composé.

Toutes les opérations décrites par les alchimistes sous les noms de distillation, sublimation, calcination, ascension, descension, réverbération, dissolution, coagulation, ne sont qu'une seule et même opération faite dans le matras et qui a pour sujet la double substance minérale amalgamée qui y a été renfermée subit une cuisson lente et progressive.

Le grain de l'Or qui a été semé dans le Mercure dissolvant subit la putréfaction, se réduit à sa pure essence et devient lui-même mercuriel, c'est-à-dire volatil, en communiquant sa propre nature au dissolvant qui va l'amener à un état supérieur, très dynamique, source d'énergies intra-atomiques, selon le langage de la chimie moderne.

Toute l'œuvre s'accomplit donc par la conjonction des deux principes mâle et femelle à l'intérieur du vase ou matras et ce mélange prend le nom de Mercure des Sages.[16]

Il est chauffé dans le fourneau appelé Athanor, d'une façon lente et méthodique et subit quatre digestions principales ayant pour le but de réaliser le ferment minéral qui a sur les métaux, à la manière du levain changeant toute la pâte en sa nature, de la diastase changeant l'amidon en sucre.

Ces 4 opérations sont, appelées par les alchimistes solution, ablution, réduction, fixation.

Par la solution, les corps retournent à leur première matière et se réincrudent. Par la coction, le mariage se fait entre le mâle et la femelle et il en naît le corbeau. L'ablution consiste à blanchir le corbeau qui correspond à la couleur noire de l'œuvre, la substance se volatilise. La réduction a pour but de rendre au corps, son esprit que la volatilisation lui avait enlevé.

La matière subit de violentes réactions par suite de la lutte entre les principes fixes et les principes volatils, symbolisés par les dragons.

Enfin par la fixation, la matière devient homogène et acquiert ses qualités. Elle prend la couleur rouge et devient la Pierre ou semence des métaux.

D'après les alchimistes, cette substance, parvenue à l'état de poudré rouge, n'était pas encore apte à transmuter les métaux. Il fallait convertir en Élixir, ce

---

[16] Les alchimistes ont employé les substances les plus diverses pour confectionner la pierre philosophale, mais les véritables adeptes ont toujours travaillé sur les minéraux et les métaux et notamment sur l'Or et l'Argent qu'ils ont cherché à réduire en leur matière première afin de constituer par ce moyen un ferment métallique.

qui se faisait en la mêlant à nouveau avec du Mercure, de l'Argent ou de l'Or suivant que l'on désirait avoir l'élixir transformant les métaux en blanc, c'est-à-dire en Argent, ou en rouge, c'est-à-dire en Or. On chauffait dans le matras de la même façon que précédemment et les mêmes opérations s'effectuaient, mais dans un laps temps plus rapide.

En renouvelant à plusieurs reprises cette opération, on effectuait la multiplication qui avait pour but d'augmenter la puissance de l'élixir rouge ou de l'élixir blanc.

La transmutation résultait de la projection qui se faisait en renfermant dans un peu de cire une petite quantité de la poudre ou élixir et en la projetant dans du Mercure chauffé dans un creuset ou sur tout autre métal inférieur en état de fusion.

Astrologiquement, le premier œuvre au blanc devait être terminé dans la maison de lune, le second dans la seconde maison de Mercure. Le premier œuvre au rouge dans second domicile de Vénus et le second ou dernier dans la maison d'exaltation de Jupiter.

Pour mener à bien cette expérience délicate, un temps considérable était nécessaire à l'on devait s'entourer de grandes précautions, afin d'éviter la rupture du matras qui était chauffé à température progressive, durant 7 à 9 mois. Il importait que la chaleur fut constante durant toute l'opération et que les diverses couleurs de l'œuvre se succédassent régulièrement. Si le succès couronnait les efforts, on obtenait une poudre lourde, de couleur rouge ocreux et qui constituait un véritable ferment minéral agissant sur les métaux inférieurs, tels que le Plomb, l'Argent et le Mercure pour les transformer partiellement ou totalement en Or.

Il s'agit là d'une action catalytique que la chimie moderne n'a aucune raison valable de repousser et dont il serait intéressant qu'elle étudiât la possibilité.

Le ferment, composé d'Or dissocié dans le Mercure auquel il est amalgamé, constitue un accélérateur d'énergie envers les atomes des autres métaux, dont il provoque la transformation en sa propre substance aurique par une libération d'énergie. Cette action est avant tout une action de présence, puisqu'on ne retrouve pas trace du ferment dans le produit de la réaction finale.

Comme on le verra dans un chapitre ultérieur, il existe des transmutations historiques frappantes qui devraient troubler le scepticisme des savants officiels, d'autant plus que les expériences concernant la modification des corps appelés simples par l'intermédiaire de petites quantités d'autres corps appelés également simples qui leur sont adjoints, démontrent le fait de la transmutation.

Il suffit de se reporter aux recherches effectuées par le Docteur G. Le Bon, que nous avons relevées dans le Chapitre III, à celles concernant les Isotopes et aux phénomènes d'Allotropie des métaux, de même qu'aux caractères organiques présentés par les métaux colloïdaux, pour se convaincre de la réalité de nos assertions. Il n'y a rien de surprenant non plus dans le fait rapporté par les alchimistes qu'une infime quantité de le Pierre était capable de transformer une quantité considérable d'une autre substance, l'on connaît aujourd'hui le rôle joué par les quantités infiniment petites en chimie.

*
**

Parmi les principaux alchimistes qui ont écrit sur la confection de la Pierre Philosophale, celui qui a laissé l'ouvrage le plus sérieux et le plus clair, est le célèbre adepte Irénée Philalèthe, de son vrai nom Thomas de Vagan, qui vivait en 1612.

Aussi, pensons-nous utile de reproduire ici l'essentiel des Règles qu'il a laissées pour se conduire dans l'œuvre hermétique, publiées à la suite de son ouvrage « L'Entrée au Palais fermé du Roi », édition publiée dans le Tome II de « L'Histoire de la Philosophie Hermétique », de, Lenglet-Dufresnoy, 1754, texte revu et corrigé sur l'édition anglaise.

Philalèthe indique avec netteté les corps il convient d'employer et qui sont, ainsi nous l'avons exposé plus haut, l'Or, l'Argent et le Mercure.

Évidemment, l'auteur n'est point sans réticences et son langage n'a pas la précision, de celui d'un chimiste de nos jours, mais il ne faut point oublier que les alchimistes s'entouraient d'un certain mystère dont la nécessité s'imposait, en raison des dangers qu'ils couraient.

D'autre part, la sincérité du Philalèthe est indéniable et son traité vaut d'être lu et étudié avec attention.

RÈGLES DU PHILALÈTHE

Première Règle

« Qui que ce soit, qui vous dise, ou veuille vous suggérer ; quoique vous puissiez lire dans les livres des Sophistes, ne vous écartez jamais de ce principe, que comme le but où vous tendez est l'Or ou l'Argent, aussi l'Or et l'Argent doivent être les sujets seuls sur lesquels vous devez travailler.

Seconde Règle

Prenez garde qu'on ne vous trompe, vous disant que notre Or n'est pas l'or vulgaire, mais l'or physique ; l'or vulgaire est mort à la vérité, mais de la manière que nous le préparons, il se revivifie, de même qu'un grain de semence qui est mort dans le grenier se revivifie dans la terre. Ainsi après six semaines, l'or qui était mort devient dans notre œuvre, vif, vivant et spermatique, dès qu'il est mis dans une terre qui lui est propre, c'est-à-dire dans notre composé. Il peut donc être appelé notre or, parce qu'il est joint avec un agent qui certainement lui rendra la vie ; comme par une dénomination contraire, un homme condamné à mort est appelé un homme mort, parce qu'il est destiné à mourir bientôt, quoiqu'il soit encore en vie.

Troisième Règle

Outre l'or, qui est le corps et qui tient lieu de mâle dans notre œuvre, vous aurez encore besoin d'un autre sperme, qui est l'esprit, l'âme ou la femelle, et c'est le Mercure fluide, semblable dans sa forme à l'argent vif commun, mais qui est pourtant et plus net et plus pur. Plusieurs, au lieu de Mercure, se servent de toutes sortes d'eaux et de liqueurs qu'ils appellent Mercure Philosophique ; ne vous laissez pas surprendre par leurs paroles, on ne saurait recueillir que ce que l'on a semé ; si vous semez donc votre corps, qui est l'or, en une terre ou en un Mercure, qui ne soit pas métallique et qui ne soit pas homogène aux métaux, au lieu d'un Élixir métallique, vous ne recueillerez qu'une chaux inutile et sans vertu.

Quatrième Règle

Notre Mercure n'est qu'une même chose en substance avec l'argent vif commun, mais il est différent dans sa forme, car il a une forme céleste et ignée et il est d'une vertu excellente : telle est la nature et la qualité, qu'il reçoit par notre Art et notre préparation.

Cinquième Règle

Tout le secret de notre préparation consiste à prendre un minéral qui est proche du genre de, l'Or et du Mercure, il faut l'imprègne avec l'or volatil qui se trouve dans les reins de Mars et c'est avec quoi il faut purifier Mercure au moins jusqu'à sept fois ; ce qu'étant fait, ce Mercure est préparé pour le bain du roi.

Vraisemblablement, c'est au cinabre que Philalèthe fait allusion, et le Mercure obtenu en partant de ce corps devait être purifié grand nombre de fois avant d'être utilise pour l'œuvre.

Sixième Règle

Sachez encore que depuis sept fois jusqu'à dix, le Mercure se purifie de plus en plus et devient plus actif, étant à chaque préparation accué par notre vrai soufre, et s'il excède ce nombre de préparations ou de sublimations, il devient trop igné ; de manière qu'au lieu de dissoudre le corps, il se coagule lui-même.

Septième Règle

Ce Mercure ainsi accué ou animé doit encore être distillé en une retorte de verre deux ou trois fois ; d'autant plus qu'il peut lui, être resté quelques atomes du corps, au temps de préparation et ensuite il le faut laver avec vinaigre et du sel ammoniac, alors il est préparé pour notre Œuvre.

Huitième et Neuvième Règles

Nous remplaçons le texte de la Huitième et la Neuvième Règle par la première partie du chapitre XVI de « l'Entrée au Palais fermé du Roi », intitulé : « De l'Amalgame du Mercure et de l'Or et du poids convenable de un et de l'autre », les explications données par Philalèthe étant beaucoup plus complètes et plus précises dans cet exposé que dans les Règles.

« Tout étant ainsi préparé, vous prendrez une partie d'or très pur, en feuille ou en limaille, vous les joindrez avec deux parties de Mercure en un mortier de marbre, que vous ferez échauffer et bouillir dans de l'eau, le mortier séchera aussitôt que vous le tirerez de l'eau ; broyez votre composition avec un pilon de verre, de pierre, d'ivoire ou de buis, les deux premiers sont les meilleurs, le moins bon serait celui de fer. Pour moi, je me sers d'un pilon de corail blanc.

Broyez donc fortement et avec assez de soin, pour que tout soit aussi impalpable que les couleurs des peintres. Examinez ensuit la consistance de votre amalgame, qui doit être aussi maniable que du beurre et qu'il ne soit ni chaud, ni froid. Il ne faut pas que l'amalgame mis sur un papier incliné, laisse échapper de sa liqueur et s'il était trop sec, il faudrait y mettre de notre eau, pour lui donner une consistance raisonnable.

La règle de ce mélange est que la matière soit molle et souple sous la main et qu'on puisse néanmoins la mettre en petites boules, comme font les femmes lorsqu'elles lavent le beurre. La comparaison que je vous fais est juste. Il ne faut pas que la masse de notre mélange laisse couler plus d'humidité que fait le beurre que l'on a pétri et manié.

La nature intérieure de notre composé doit être dans cette proportion, qu'il y ait deux parties ou trois parties de Mercure sur une du corps parfait ou qu'il y ait trois parties du corps contre quatre de l'esprit, ou même trois arts de ce dernier contre deux du premier, et cette différence rendra l'amalgame ou plus mol ou plus ferme ; mais souvenez-vous toujours qu'on en puisse former des boules, lesquelles étant posées ne laissent point paraître le Mercure plus brillant dans la partie inférieure que dans la partie supérieure. Remarquez aussi que l'amalgame durcit en refroidissant.

Il faut donc juger de sa consistance en agitant ou broyant la matière, si elle est aussi souple que le beurre, qu'elle se laisse mettre en petites boules, qui, étant formées et posées sur un papier blanc ne soient pas plus humides en bas qu'en haut, alors la proportion est juste ».

Dixième Règle

Sachez maintenant que dans tout ce que nous marquons, nous parlons avec candeur : notre voie n'est aussi que ce que nous enseignons et nous protestons toujours, qui si nous, ni aucun ancien Philosophe, n'a point connu d'autre moyen, étant impossible que notre secret puisse être produit par aucune autre disposition que par celle-ci.

Notre Sophisme est seulement dans le deux sortes de feux employés à notre ouvrage.

Le feu secret interne est l'instrument de Dieu et ses qualités sont imperceptibles aux hommes : nous parlerons souvent de ce feu quoiqu'il semble que nous entendions la chaleur externe ; c'est de là que naissent plusieurs erreurs entre les imprudents. C'est ce feu qui est notre feu gradué, car pour la chaleur externe elle est presque linéaire, c'est-à-dire égale et uniforme dans, tout l'ouvrage, si ce n'est que dans le blanc ; elle est une sans aucune altération, hormis dans les sept premiers jours, où nous tenons cette chaleur un peu faible pour plus de sûreté ; mais le Philosophe expérimenté n'a pas besoin de cet avis.

Pour la conduite du feu externe, elle est insensiblement graduée d'heure en heure, et comme il est journellement réveillé par la suite de la cuisson, les couleurs en sont altérées et le composé mûri. Je vous ai dénoué un nœud extrêmement embarrassé, prenez garde d'y être pris de nouveau.

Onzième Règle

Vous devez être pourvu d'un vaisseau ou matras de verre, avec lequel vous puissiez achever votre ouvrage et sans lequel il vous ait impossible de rien faire : il le faut de figure ovale ou sphérique, de grosseur convenable à votre composé, en sortes qu'il puisse tenir environ douze fois autant de matière dans sa capacité que vous y en mettrez. Il faut que le verre en soit épais, fort et transparent, sans aucun défaut ; son col doit être d'une paume ou tout au plus d'un pied de long ; vous mettrez votre matière dans cet œuf, scellant le col avec beaucoup de soin ; de sorte qu'il n'y ait ni défaut, ni crevasse, ni trous ; car le moindre évent ferait évaporer l'esprit le plus, subtil et perdrait l'ouvrage; vous pourrez être certain de l'exacte sigillation de votre vaisseau en cette manière. Lorsqu'il sera froid, mettez le bout du col dans votre bouche à l'endroit où il est scellé, sucez fortement et s'il y a la moindre ouverture vous attirerez dans votre bouche l'air qui est dans le matras et lorsque vous retirerez votre bouche le col du vaisseau, l'air aussitôt rentrera dans le matras avec une sorte sifflement, de manière que votre oreille pourra entendre le bruit, cette expérience et immanquable.

Douzième Règle

Vous devez aussi avoir pour fourneau ce que les sages appellent Athanor, dans lequel vous puissiez accomplir tout votre ouvrage. Dans le premier travail, celui dont vous avez besoin, doit être disposé de telle manière qu'il puisse donner une chaleur d'un rouge obscur, ou moindre à votre volonté, et qu'en son plus haut degré de chaleur, il s'y puisse maintenir égal au moins douze heures : si vous en avez un tel.

Observez premièrement que la capacité de votre nid ne soit pas plus ample que pour contenir votre bassin, avec environ un pouce vide tout à l'entour, afin que le feu, qui vient du soupirail de la tour, puisse circuler autour du vaisseau.

En second lieu, votre bassin doit contenir seulement un vaisseau ou matras, avec environ un pouce d'épaisseur de cendres entre le bassin, le fond et les, côtés du vaisseau, vous souvenant de ce que dit le Philosophe :
Un seul vaisseau, une seule matière et un seul fourneau.

Ce bassin doit être situé de manière qu'il soit précisément sur l'ouverture du soupirail d'où vient le feu ; et ce soupirail doit avoir une seule ouverture d'environ trois pouces de diamètre, qui, biaisant et montant, conduira une langue de feu qui frappera toujours au haut du vaisseau et environnera le fond, le maintiendra continuellement dans une chaleur également brillante.

En troisième lieu, si votre bassin est plus grand qu'il ne faut, comme la cavité de votre fourneau doit être trois ou quatre fois plus grande que son diamètre, alors le vaisseau ne pourra jamais être échauffé exactement ni continuellement comme il faut.

En quatrième lieu, si votre tour n'est de six pouces ou environ à l'endroit du feu, vous n'êtes pas dans la proportion et vous ne viendrez jamais au point juste de chaleur, car vous excédez cette mesure et que, vous fassiez trop flamber votre feu, il sera trop faible.

En dernier lieu, le devant de votre fourneau doit se fermer exactement par un trou, qui ne doit être que de la grandeur nécessaire pour introduire le charbon, comme environ un pouce de diamètre afin qu'il puisse plus fortement en bas répercuter la chaleur.[17]

Treizième Règle

Les choses étant ainsi disposées, mettez le vaisseau où est votre matière dans ce fourneau, et lui donnez la chaleur que la nature demande, faible et non trop violente, commençant où, la nature a quitté.

---

[17] Aujourd'hui, les moyens de chauffage s'effectuant au gaz, l'Athanor doit consister en un four en terre réfractaire construit sous la forme arrondie et surmonté d'un dôme.
Le matras sera placé à l'intérieur de ce four et reposera sur un bain de sable au-dessous duquel se trouvera un bec Bunsen ou Mecker que l'on réglera suivant les besoins.

Sachez maintenant que la nature a laissé vos matières dans le règne minéral ; c'est pourquoi encore, que nous tirions nos comparaisons des végétaux et des animaux, il faut pourtant que vous conceviez un rapport convenable au règne où et placée la matière que vous voulez traiter. Si par exemple je fais comparaison entre la génération et la végétation d'une plante, vous ne devez pas croire que ma pensée soit telle, que la chaleur, qui est propre pour l'un le soit aussi pour l'autre, car nous savons que dans la terre où les végétaux croissent, il y a de la chaleur que les plantes sentent et même dès le commencement du Printemps. Cependant, un œuf ne pourrait pas éclore à cette chaleur et un homme ne pourrait en apercevoir aucun sentiment ; au contraire, elle lui semblerait un engourdissement froid. Mais puisque vous savez que votre ouvrage est entièrement dans le règne minéral, vous devez connaître la chaleur qui est propre pour les minéraux et celle qui doit être appelée petite ou violente.

Considérez maintenant que la nature vous a laissé non seulement dans le règne minéral mais encore que vous devez travailler sur l'or et le mercure, qui tous deux sont incombustibles.

Que le Mercure est tendre et qu'il peut rompre les vaisseaux qui le contiennent, si le feu est trop fort, qu'il est incombustible et qu'aucun feu ne lui peut nuire ; mais cependant qu'il faut le retenir avec le sperme Masculin en un même vaisseau de verre, ce qui ne pourra se faire, si le feu est trop violent, et par conséquent on ne pourrait pas accomplir l'œuvre.

Ainsi, le degré de chaleur qui pourra tenir du plomb ou de l'étain en fusion[18] et même encore plus forte, c'est-à-dire telle que les vaisseaux la pourront souffrir sans rompre, doit être estimée une chaleur tempérée. Par là, vous commencerez votre degré de chaleur propre pour le règne où la nature vous a laissé.

---

[18] Le plomb fond à 326° et l'étain fond à 231°.

Quatorzième Règle

Sachez que tout le progrès de cet ouvrage, est une cohobation de la lune sur le sol, est de monter en nuées et retomber en pluie ; c'est pourquoi je vous marque de sublimer en vapeurs continuelles, afin que la pierre prenne air et puisse vivre.

Quinzième Règle

Ce n'est pas encore assez ; mais pour obtenir notre teinture permanente, il faut que l'eau de notre lac bouille avec les cendres de l'arbre d'Hermès ; je vous exhorte de faire bouillir nuit et jour sans cesse, afin que dans les ouvrages de notre mer tempétueuse, la nature céleste puisse monter et la terrestre descendre. Car je vous assure que si nous ne faisons bouillir, nous ne pouvons jamais nommer notre ouvrage une cuisson, mais une digestion, d'autant que les esprits circulent seulement en silence et que le composé qui est en bas, ne se meut point par ébullition, cela se nomme proprement digestion.

Seizième Règle

Ne vous hâtez point dans l'espérance d'avoir la moisson ou la fin de l'œuvre aussitôt après son commencement ; car si vous veillez avec patience l'espace de 50 jours au plus, vous verrez le bec du corbeau.

Plusieurs, dit le Philosophe, s'imaginent que notre solution est une chose fort aisée ; mais il n'y a que ceux qui l'ont essayée et qui en ont fait l'expérience, qui puissent dire combien elle est difficile.

Ne voyez-vous pas que si vous semez un grain de blé, trois jours après vous le verrez simplement enflé ; que si vous le faites sécher il deviendra comme auparavant. Cependant, on ne peut pas dire qu'on ne l'ait pas mis en une matrice convenable ; car la terre est son vrai et propre lieu, mais il a seulement manqué du temps nécessaire pour la végétation.

Considérez que les semences plus dures ont besoin d'être plus longtemps dans la terre, comme les noix et les noyaux de prunes, chaque chose ayant sa saison ; et c'est une marque certaine d'une opération naturelle, lorsque sans précipitation elle demeure le temps nécessaire pour son action. Pensez-vous donc que l'or, qui est le corps du monde le plus solide, puisse changer de forme en si peu de temps ? Il faut que nous demeurions dans l'attente jusqu'à vers le quarantième jour que le commencement de la noirceur se fait voir. Quand vous verrez cela, concluez alors que votre corps est détruit ; c'est-à-dire qu'il est réduit en une âme vivante et votre esprit est mort, c'est-à-dire qu'il est coagulé avec le corps. Mais jusqu'à cette noirceur, l'or et le mercure conservent chacun leur forme et leur nature.

Dix-septième Règle

Prenez garde que votre feu ne s'éteigne, pas même pour un moment, car si une fois la matière devient froide, la perte de l'ouvrage s'ensuivra immanquablement.

Vous pouvez recueillir de tout ce que nous avons dit, que tout notre ouvrage n'est autre chose que faire bouillir notre composé au premier degré d'une liquéfiante chaleur, qui se trouve dans le règne métallique, où la vapeur interne circule autour de la matière, et dans cette fumée l'une et l'autre mourrait et ressusciteront.

Dix-huitième Règle

Continuez alors, votre feu jusqu'à ce que les couleurs paraissent et vous verrez enfin la blancheur. Sachez que lorsque la blancheur paraîtra (ce qui arrivera vers la fin du cinquième mois), l'accomplissement de la Pierre blanche s'approche. Réjouissez-vous donc, car le Roi a vaincu la mort et paraît en Orient avec beaucoup de gloire.

Dix-neuvième Règle

Continuez encore votre feu, jusqu'à ce que les couleurs paraissent de nouveau et vous verrez enfin le beau vermillon et le pavot champêtre. Glorifiez donc Dieu et soyez reconnaissant.

Vingtième Règle

Enfin, il faut que vous fassiez bouillir (ou plutôt cuire cette Pierre) derechef dans la même eau, avec la même proportion et selon le même régime. Votre feu doit être seulement un peu plus faible, et par ce moyen, vous l'augmenterez en quantité et en vertu suivant votre désir.

Que Dieu, le Père des Lumières, vous fasse voir cette régénération de Lumière et vous fasse un jour participant de la vie éternelle. Ainsi soit-il.

VIII. — *L'Alchimie Cosmique*

L'Alchimie Cosmique a sa raison d'être dans l'unité de discipline qui apparaît dans la voie que suit la Nature pour réaliser l'évolution de tous les êtres. C'est le même processus qui est en jeu dans tous les compartiments de l'Univers.

L'Alchimie est à la fois religion, philosophie, morale et science cosmiques et c'est ce qu'avaient exprimé les hermétistes, tant anciens que modernes, dans leurs écrits où ils unissent le symbolisme moral à la réalité chimique comme le préconisait la Table d'Émeraude qui proclame la loi de la Transmutation Universelle.

Albert le Grand, Raymond Lulle, Arnaud de Villeneuve, Nicolas Flamel, Basile Valentin, Bernard le Trévisan, Khunrath, Paracelse, pour ne citer que quelques auteurs, envisageaient l'Alchimie sous cet aspect hautement philosophique, affirmant lue celui-là seul qui est arrivé à l'élévation spirituelle, parvient à la connaissance de la Pierre Philosophale et à la réalisation de ses effets dans le plan matériel.

Les opérations de transformation et de purification que décrit l'Alchimie s'appliquent à l'ordre universel.

Le symbolisme de la Pierre recouvre un positivisme et un réalisme des faits et des phénomènes, à la fois physiques, psychologiques et psychiques.

Partout, la Nature agit au moyen de la Germination et de la Putréfaction, d'où sortent de nouveaux germes d'existence qui passent de purification en purification, par un travail de dissolution et de fixation.

Les nébuleuses célestes, essaims de germes astraux, donnent naissance aux soleils, par une suite de transmutations et de fixations et les soleils se résorbent peu à peu au sein de l'Espace, à la suite de dissolutions également successives et il en va de même pour les atomes et pour tous les mixtes de la Terre et des autres mondes,

Toute cette, palingénésie s'effectue sous action du Feu interne et externe qui est le grand agent de l'œuvre cosmique, avec le concours des trois autres éléments.

L'Alchimiste Dom Pernety a fort bien condensé dans les lignes suivantes ces préceptes traditionnels de la doctrine hermétique :

« Le feu de la Nature est son premier agent. Il réduit les semences de puissance en acte. Sitôt qu'il n'agit plus, tout mouvement apparent cesse et toute action vitale. Le mouvement à la lumière pour principe, et le mouvement est la cause de la chaleur. C'est pourquoi l'absence du Soleil et de la lumière font de si grands effets sur les corps. La chaleur pénètre dans l'intérieur des plus opaques et des plus durs et y anime la nature cachée et engourdie. La lumière ne pénètre que les corps diaphanes et son propre est de manifester les accidents sensibles des mixtes. Le Soleil est donc le premier agent naturel et universel.

« En partant, du Soleil, la lumière frappe les corps denses, tant célestes que terrestres, elle met leurs facultés en mouvement, les emporte les réfléchit avec elle et les répand tant dans l'air supérieur que dans l'intérieur. L'air, ayant une disposition à se mêler avec l'eau et la terre, devient le véhicule de ces facultés et les communique aux corps qui sont formés, ou qui en sont susceptibles par l'analogie qu'ils ont avec elles. Ce sont ces facultés que l'on appelle influences. Nombre de physiciens en nient l'existence parce qu'ils ne les connaissent pas.

« On divise le feu en trois, le céleste, le terrestre ou central et l'artificiel. Le premier est le principe des deux autres et se distingue en feu universel et feu particulier. L'universel, répandu partout, excite et met en mouvement les vertus des corps ; il échauffe et conserve les semences des choses infusées dans notre globe, destiné à leur servir de matrice. Il développe le feu particulier, il mêle les éléments et donne la forme à la matière.

Le feu particulier est inné et implanté dans chaque mixte avec sa semence. Il n'agit, guère que lorsqu'il est excité ; il fait alors dans la partie de l'Univers, ce que le Soleil son père fait dans le tout.

Partout où il y a génération, il y a nécessairement du feu, comme cause efficiente. Les Anciens le pensaient comme nous. Mais il est surprenant qu'ils aient admis une contrariété et une opposition entre le feu et l'eau, puisqu'il n'y a point d'eau sans feu et qu'ils agissent toujours de concert dans les générations des individus.

Tout œil un peu clairvoyant doit au contraire remarquer un amour, une sympathie qui fait la conservation de l'Univers, le cube de la Nature et le lien le plus solide pour unir les éléments et les choses supérieures avec les inférieures. Cet amour même est, pour ainsi dire, ce que l'on devrait appeler la Nature, le ministre du Créateur, qui emploie les éléments pour exécuter ses volontés, selon les lois qu'il lui a imposées. Tout se fait dans le monde en paix et en union, ce qui ne peut être un effet de la haine et de la contrariété.

La Nature ne serait pas si semblable à elle même dans la formation des individus de même espèce, si tout chez elle ne se faisait pas de concert. Nous ne verrions que des monstres sortir, que de la semence hétérogène de pères perpétuellement ennemis et qui se combattraient sans cesse. Voyons-nous les animaux travailler par haine et par contrariété à la propagation de leurs espèces ? Jugeons des autres opérations de la Nature par celle-là : les lois sont simples et uniformes ».

« Le chaud, le sec, le froid, et l'humide sont les quatre roues que la Nature emploie pour produire le mouvement, lent, gradué et circulaire qu'elle semble affecter dans la formation de tous ses ouvrages.[19] »

*
**

Le Grand Œuvre cosmique, considéré dans ses rapports avec l'ascèse de l'âme, a pour but le perfectionnement de la vie humaine au point de vue individuel et au point de vue collectif, c'est-à-dire social.

L'Or, image de la perfection des métaux, représente, dans l'alchimie mystique ou initiatique, le terme de la purification mentale, symbolise l'idéal

---

[19] *Fables Égyptiennes et Grecques dévoilées*, Tome I, page 87 et suivantes.

du perfectionnement, de l'être individuel, la réalisation du grand œuvre moral, c'est-à-dire l'évolution de la conscience et de l'esprit.

La Maçonnerie hermétique est basée sur ce Symbolisme alchimique et de même que le plomb vil est changé en or au moyen de la Pierre Philosophale, le néophyte imparfait s'élève à l'aide de purifications et d'épreuves successives qui l'amènent à l'état supérieur d'initiation et d'illumination.[20]

En se dépouillant des préjugés, des erreurs, des défauts qui forment une partie de sa nature, il passe par la décomposition de la substance, correspondant à la couleur noire de l'œuvre et il atteint une sphère morale et mentale assimilable à la couleur blanche qui est elle-même l'annonciatrice de la couleur rouge, signal de la victoire sur soi-même ou de la perfection de l'œuvre alchimique parvenue à son premier degré.

Cette première épuration achevée, le récipiendaire doit marcher sur le chemin qui conduit à l'illumination, à la véritable initiation intérieure qui lui permettra d'être une cellule active et consciente du grand organisme cosmique, au service duquel il va coopérer, dans la fonction où il se trouve placé, au mieux des intérêts de la cause commune, se rendant utile à l'humanité et au monde, sous l'inspiration du principe divin constituant tout ce qui est et se manifestant par le sentiment et par l'intelligence à travers les innombrables organismes universels et d'une façon de plus en plus parfaite, au fur et à mesure que s'accentue l'évolution de ceux qui incarnent les modalités de la Puissance infinie.

C'est là le travail alchimique de la multiplication, de la fermentation dont la force s'accroît sans cesse et dont l'énergie transformatrice accélère le mouvement de la matière ambiante.

La Pierre Philosophale est réalisée dans l'ordre minéral, la Pierre Cubique lui correspond dans l'ordre spirituel.

---

[20] Voir la Maçonnerie Occulte et l'Initiation Hermétique, par J.M. RAGON, Paris, Librairie Émile Nourry 1926.

La Poudre de projection produira ses effets au point de vue mystique comme au point de vue matériel, au moyen de son influence physique dans le domaine de l'alchimie matérielle et psychique dans celui de l'alchimie spirituelle.

Tel se résume le parallélisme de la Chrysopée dont l'effet est unique, identique en raison de l'unicité fondamentale des lois de la Nature.

Transmutation métallique d'une part, transmutation des valeurs morales et spirituelles d'autre part, sous l'action du feu interne, modifiant la substance qui l'anime et persistant à travers la putréfaction et la fermentation des morts, des renaissances et des épreuves, semblable à la lumière qui dissipe les ténèbres.

L'Alchimie peut donc être considérée comme la connaissance supérieure de Dieu, en tant qu'émanateur de la Nature et de l'Homme, elle se présente donc sous la triple forme de religion, de science et de morale et ces arcanes s'adaptent à tous les compartiments du Savoir.

En elle, la religion et la science ont la même base, la religion est scientifique, la science est religieuse. Elle constitue une synthèse dont l'homme véritablement illuminé percevra les contours, devenant ainsi capable de connaître et de gouverner le mécanisme des lois secondaires, de posséder cet élixir de vie qui donne l'équilibre du corps et de l'âme, c'est-à-dire la vraie santé, la vraie richesse, la vraie puissance, biens éternels et fixes sous la transmutation des formes et des phénomènes.

Toute la marche de l'Évolution du Cosmos peut donc s'exprimer alchimiquement, le but à atteindre étant l'harmonie rythmique qui consiste dans un ordre rigoureux des structures inorganiques, organiques, humaines, sociales, planétaires, au sein de Dieu.

Ces considérations ont été judicieusement développées par notre ami le Docteur Émile Delobel dans une étude intitulée « Le Problème Alchimique[21] », dont nous extrayons le passage suivant :

---

[21] Voir le *Voile d'Isis*, Numéro spécial, consacré à l'Alchimie Décembre 1926, Chacornac, Paris.

« La transmutation métallique n'est, en réalité, qu'un détail accessoire par rapport à l'alchimie transcendante, laquelle a pour but d'étudier les lois de l'évolution universelle et d'accélérer le rythme de cette évolution. L'être humain étant triple en sa nature et vivant à la fois sur trois plans différents, l'alchimie mystique étudie la régénération de l'homme et sa purification sur chacun de ces plans : plan matériel ou physique, plan astral ou sensible et plan volitif ou intellectuel. Il existe une hygiène de l'esprit et une hygiène astrale comme il existe une hygiène du corps physique. La purification des désirs sensibles, pensées, va de pair avec l'entretien de la santé physique, afin d'équilibrer harmonieusement ces trois ordres de phénomènes vitaux simultanés, et ceci s'accomplit par le moyen des quatre Éléments, symbole du quaternaire, symbole de l'énergie agissante et du sacrifice. C'est par la conversion Éléments que le Ternaire purifié se transforme en l'Unité monadique, dit Roger Bacon, PER ELEMENTORUM CONVERSIONEM TERNARIUS PURIFICATUS FIAT MONAS.

Cette purification s'opère à l'aide du Feu secret des sages, ce premier ouvrier et principe des choses, ce mueur de formes qui les conduit jusqu'à leur perfection ultime, déclare Planis Campy : « Par le feu, Dieu transmet du Monde intelligible au Céleste et d'icelui à l'élémentaire, tous les Trésors de la Nature, afin que par la Communication d'icelui tout se meuve, se crée, se vivifie en autant de vies particulières qu'il y a de Matrices, dont l'Embryon engrossi de l'Esprit du Monde reçoit sa perfection par une vive sympathie que le Père a avec le Fils ». Cette sympathie ou amour réciproque, c'est le principe formel qui dans son essence et quant à son but idéal, tend à amener toutes choses à l'ultime et parfaite Synthèse ».

Un savant hermétiste, qui se dissimule modestement sous l'anonymat expose également la voie de l'ascèse alchimique de cette façon expressive :

Transmuer en or un métal est une, opération localisée dans le plan physique, mais absolument analogue à l'ascèse d'une âme qui s'efforce d'échapper au « monde » pour monter au « ciel ». Cette âme ne pourra réussir une telle transmutation que sous l'influence d'une transcendante Pierre philosophale dont l'Écriture parle en ces termes : PETRA AUTEM ERAT CHRISTUS.

Dans l'antiquité, l'enseignement progressif de toute science était comparé à un chemin circulaire que l'étudiant devrait parcourir intégralement pour arriver à la maîtrise. Il était censé partir du point le plus élevé du cercle pour descendre au point le plus bas, aux « enfers », par le côté droit de la circonférence, par exemple ; puis, il s'élevait, en suivant le côté gauche de la courbe, pour revenir à son point de départ, après conscience acquise, et il restait là, dans la gloire, assis à la droite du Dieu invisible sur son trône céleste. Tous les documents initiatiques mentionnent ce chemin cyclique, jusqu'au Credo du concile de Nicée inclusivement.[22] »

L'alchimie cosmique constitue, comme on vient de le voir, une forme réellement religieuse, philosophique, scientifique de la connaissance appliquée aux lois de l'immense déterminisme divin, perceptible à l'entendement des chercheurs qui ne s'écartent point des procédés suivis par la Nature et dont l'Hermétisme, dès une haute antiquité, avait magnifiquement et nettement pris conscience en les déduisant des rapports, de la Correspondance, c'est-à-dire de l'Harmonie, de la Signature et de l'Affinité de toutes les parties du Grand Organisme.

Le Monde est éternel et la régénération des sphères inférieures au sein de l'Unité s'opère éternellement par la transmutation des décors, des Scènes et des acteurs qui jouent les actes divers du drame cosmique sur le Théâtre de la Vie.

---

[22] *Le Zodiaque Alchimique et Chimique*, par XXX, *Voile d'Isis*, fascicule consacré à l'Alchimie.

IX. — *Les Expérience Modernes de Transmutation*

1° PAR VOIE CHIMIQUE

Expériences de Tiffereau

Théodore Tiffereau se consacra à la recherche de la transmutation des métaux dès 1840. Préparateur de chimie à cette époque, à l'école professionnelle supérieure de Nantes, il se rendit au Mexique en 1842 et s'y livra à des recherches sur la formation artificielle des métaux, en observant sur place les divers gisements métalliques.

Après cinq ans d'efforts, il parvint à obtenir une certaine quantité d'or en partant de l'Argent allié au cuivre.

Revenu en France, il chercha en vain à intéresser les savants à ses expériences qu'il renouvela à maintes reprises, quoique d'une façon moins heureuse.

L'ensemble des recherches et des théories de ce grand précurseur de la chimie minéral synthétique que fut Tiffereau, se trouve consigné dans son ouvrage « L'OR ET LA TRANSMUTATION DES MÉTAUX », paru chez Chacornac en 1889 et réédité en 1924, dans lequel il réunit les divers mémoires qu'il publia sur la Matière.[23]

Tiffereau affirma qu'il parvint à transformer complètement en or une quantité donnée d'argent chimiquement pur et voici de quelle façon il expérimenta à Guadalajara.

---

[23] Nous ne savons rien de la fin de la vie de Tiffereau qui fut un des principaux collaborateurs de notre revue *l'Hyperchimie*, en 1896, et dont nous n'entendîmes plus parler à partir des environs de 1900. Ce chimiste qui émit, l'un des premiers, la théorie de la fermentation métallique et de la composition des métaux, ne rencontra que qu'indifférence, mépris ou hostilité auprès des savants officiels de son époque, comme il convient. Il avait dû naître vers 1820 et sa mort par conséquent doit remonter à plusieurs années déjà, mais il disparut dans l'obscurité et il importe que son nom demeure et soit honoré par tous ceux qui ont le culte de la vraie science, du désintéressement et de l'Alchimie positive.

Après avoir exposé durant. 2 jours à l'action des rayons solaires de l'acide azotique pur, il y projeta de la limaille d'argent pur allié à du cuivre pur dans la proportion de l'alliage de la monnaie.

Après une assez violente réaction accompagnée de dégagement de gaz nitreux, la liqueur fut abandonnée au repos. Il se produisit un dépôt abondant de limaille d'argent agglomérée en masse. Le liquide fut abandonné à lui-même durant 12 jours, tant que produisirent les vapeurs nitreuses. Le dépôt augmenta de volume. L'opérateur ajouta alors un peu d'eau à la dissolution sans qu'il se produisit aucun précipité.

La liqueur fut encore abandonnée au repos durant 5 jours. Alors elle fut portée à l'ébullition jusqu'à cessation du dégagement des vapeurs nitreuses, puis évaporée à siccité.

La matière obtenue était sèche, terne et d'un vert noirâtre ; elle n'offrait aucune apparence de cristallisation ; aucune partie saline ne s'était déposée.

Cette matière fut alors traitée par de l'acide azotique pur et bouillant pendant dix heure ; elle devint vert clair en demeurant agrégée en petites masses.

Tiffereau y ajouta une nouvelle quantité d'acide azotique pur et concentré, il fit bouillir de nouveau et il vit alors la matière désagrégée prendre la couleur de l'or naturel.

Une partie de ce produit recueillie fut consacrée à l'analyse, comparativement à de l'or naturel.

Tiffereau ne constata aucune différence entre cet or naturel et l'or artificiel qu'il venait de produire.

Une seconde expérience eut lieu à Colima avec quelques légères modifications en ce qui concerne la durée de l'opération et la quantité d'acide employée ; elle réussit complètement, de même qu'une expérience suivante tentée à son retour à Guadalajara. La quantité d'alliage qui avait servi aux essais se transforma entièrement en or pur.

Tiffereau ne réussit pas à reproduire les mêmes expériences, lors de son retour en France et il attribua la cause de son échec à la différence d'intensité des rayons solaires, d'où pouvait résulter une action magnéto-électrique moins favorable à la transmutation que celle qui agissait au Mexique.

Néanmoins, il effectua des transmutations partielles à l'aide des procédés suivants :

La plus forte proportion d'or qu'il obtint fournie par l'argent précipité de sa dissolution azotique au moyen de l'alliage des métaux cuivre, zinc et fer. La dissolution azotique d'argent, précipitée par le cuivre seul, réduite de son chlorure par l'hydrogène, a tenu le second rang, quant à la production de l'or. L'argent précipité de sa dissolution dans l'acide sulfurique a donné de l'or en quantité moindre, toujours en opérant sur la même quantité de matière première et avec le même acide employé à la même dose. S'il fallait en juger d'après les atomes produits dans ces expériences, dans un temps donné, le temps nécessaire pour faire passer en entier l'argent à l'état d'or serait de plusieurs siècles.

Dans ces essais, Tiffereau opéra sur 50 centigrammes de précipité.

Il constata l'accélération de la transformation de l'argent en or dans le précité d'argent en or dans le précipité d'argent obtenu à travers lequel fit passer un courant électrique. Il entreprit dans, cette voie une nouvelle série d'expériences dont les résultats restèrent inconnus,

Notons enfin que Tiffereau a fixé l'ensemble de ses recherches dans les quelques considérations suivantes :

1° Un premier fait que chacun peut reproduire à volonté a été son point de départ. Si l'on réduit en limaille de l'argent pur et que l'on fasse agir sur lui de l'acide azotique également pur, certaines parcelles de cette limaille resteront insolubles dans l'acide ; elles ne disparaîtront qu'après que la dissolution aura été, pendant plusieurs jours, abandonnée au repos.

2° Si l'on projette de la limaille d'argent pur dans des tubes de verre de 4 à 5 millimètres de diamètre, sur 12 à 15 centimètres de hauteur, remplis au tiers de leur capacité d'acide azotique à 36 degrés, après que cet acide aura été, pendant un certain temps, exposé à l'action des rayons solaires, on verra qu'une certaine portion des parcelles d'argent restera complètement insoluble dans l'acide, malgré l'élévation de température produite par la réaction.

3° Si l'on opère sur un alliage de neuf dixièmes d'argent et un dixième de cuivre, la réaction sera plus vive et l'insolubilité, de certaines parties de l'alliage sera la même que dans l'opération précédente.

4° Le phénomène se reproduira encore si l'on opère sur le même alliage, hors du contact des rayons solaires.

5° Dans toutes ces expériences, indépendamment de l'insolubilité des parcelles d'argent pur ou d'alliage, on pourra constater la présence d'un léger dépôt brun insoluble.

6° En variant ces expériences par l'emploi de l'acide azotique à divers degrés de dilution, après l'avoir toutefois exposé à l'action des rayons solaires pendant un temps plus ou moins prolongé, j'ai pu recueillir des parcelles de métal parfaitement insolubles dans l'acide azotique pur et bouillant, solubles au contraire dans la solution de chlore.

7° Des expériences comparatives ont permis à Tiffereau de reconnaître :

1° Que l'or, introduit en petite quantité dans l'alliage, facilite la production de ce métal.

2° Que l'argent pur est beaucoup plus difficile à faire passer à l'état d'or que lorsqu'il est allié à d'autres métaux.

3° Que, comme il l'énonça dans son premier mémoire, la force catalytique est pour quelque chose dans la transmutation des métaux.

4° Que le chlore, le brome, l'iode et le soufre, en présence des composés oxygénés de l'azote, favorisent la production des métaux précieux.

5° Que l'or ozonisé paraît activer cette production.

6° Que la température de 25 degrés et au-dessus est favorable à l'accomplissement de ce phénomène.

7° Que les résultats heureux dépendent en grande partie de la durée des opérations.

Les expériences de Tiffereau forment un ensemble très complet sur les phénomènes de transmutation métallique et elles sont à la base des recherches ultérieures qui furent entreprises par divers savants pour élucider ce problème capital de la Chimie, mais combien peu parlèrent du remarquable et modeste chercheur qui consacra son existence et une partie de sa petite fortune à des essais longs et dispendieux.

Expériences de Le Brun de Virloy

Le Brun de Virloy fut un Ingénieur des Mines distingué et durant de longues années il dirigea les usines métallurgiques de Commentry, Montluçon, Fumel, etc..., et les exploitations de mines houillères qui en dépendent.

Dès sa sortie de l'École des Mines, il se livra à des recherches concernant l'unité de la Matière et la constitution des métaux.

Il s'efforça spécialement de provoquer la genèse artificielle du cuivre au moyen de l'accroissement métallique, c'est-à-dire en introduisant un peu de ce métal dans les bains chimiques où il doit se former sous l'influence des réactifs spéciaux. Cet accroissement métallique, est analogue aux phénomènes de l'accroissement végétal.

Le Brun de Virloy déclara dans ses mémoires qu'il parvint à obtenir des accroissements de 100 pour 100 en faisant intervenir certaines substances fécondantes, parallèlement à l'action de l'électricité, de la chaleur, de la lumière et du temps.

Il remarqua que le métal est obtenu d'abord à l'état naissant et que de ce fait, il ne présente pas toutes les réactions et propriétés du métal adulte ; il peut même disparaître en tout ou en partie, mais on parvient à le fixer et à l'amener à l'état adulte, sous l'influence de certaines réactions chimiques.

En 1889, Le Brun de Virloy a publié une brochure, rarissime aujourd'hui, dans laquelle il nota les points essentiels, de ses travaux.

Nous ne pouvons mieux faire que d'en reproduire textuellement les passages importants.[24]

« Pour m'aider dans mes travaux, je n'avais, comme renseignements sur le passé, que la légende très obscure de l'alchimie. Mais comme elle a traversé les siècles, toujours persistante, souvent persécutée, mais toujours affirmée, je pouvais croire qu'il y avait au fond quelque chose de sérieux.

« L'or et l'argent sont au nombre des corps appelés corps simples, leur importante valeur à de temps immémorial attiré, pour leur extraction, les efforts des hommes, et il n'y aurait rien d'étonnant à ce que quelques hasards heureux se fussent produits parmi les nombreuses tentatives qui ont eu lieu. Mais il n'en est résulté aucune théorie, même aucune donnée sérieuse pour aider les travaux des chercheurs.

« Toutefois, en examinant ce qui se passe dans le règne végétal et dans le règne animal, on voit que la Matière peut être produite par accroissements, lesquels sont constitués par des modifications et transformations accompagnées d'emprunts aux éléments cosmiques et autres qui existent dans l'atmosphère.

« Ceci posé, n'est-il pas en quelque sorte logique de penser que le règne minéral est soumis aux mêmes lois d'accroissement ?

« C'est la voie dans laquelle j'ai dirigé mes recherches.

« Aujourd'hui, après des tâtonnements et des essais presque sans nombre constatés par les notes et procès-verbaux de laboratoire, je crois pouvoir dire, étant arrivé à produire des Matières Métalliques par accroissement :

1° Que les lois naturelles en vertu desquelles on parvient à accroître la Matière dans le règne végétal et dans le règne animal sont aussi applicables dans le règne minéral à la Matière Métallique.

2° Que cet accroissement peut être accompagné de transmutations métalliques.

---

[24] *Notice sur l'Accroissement de la Matière Métallique*, par C. Le Brun de Virloy, 1889, Paris, Imprimerie Quelquejeu.

« L'accroissement de la Matière Métallique doit être déterminé par l'application artificielle   lois naturelles, en vertu desquelles on à produit l'accroissement de la Matière dans le règne végétal et dans le règne animal.

Ainsi donc, dans les trois règnes, la Matière peut être produite par l'accroissement en vertu de procédés analogues variant avec les objets, c'est-à-dire, réactions chimiques, emploi de Matières fécondantes et excitantes, phosphures, phosphates, sulfures, sulfates, nitrates, chlorures, chlorates, etc., acides alcalis, etc., gaz divers, etc., emplois de chaleur, de lumière, d'électricité, de magnétisme, de l'influence solaire, etc., de contacts plus ou moins prolongés, de bains chimiques, opérations sur des masses plus ou moins importantes.

« La préexistence des métaux que l'on veut produire est nécessaire dans les bains chimiques où ils servent en quelque sorte de semence.

« Le métal qui provient de l'accroissement paraît être d'abord à l'état naissant, et quelquefois alors il ne possède pas toutes les propriétés et ne donne pas toutes les réactions du métal adulte.

« L'accroissement métallique est produit avec succès par des réactions résultant principalement de contacts prolongés qui déterminent l'assimilation des matières fécondantes, ainsi que l'absorption des matières cosmiques existant dans l'atmosphère. En définitive, il est le résultat des modifications de la Matière, de même que la transmutation et de même que l'accroissement de la Matière végétale et animale.

« Ces modifications sont particulièrement déterminées par la prolongation des contacts puis par l'emploi de la chaleur, de la lumière, de l'électricité.

« Leur importance varie avec l'habileté de l'opérateur, avec le bon choix des matières fécondantes et excitantes, lequel doit être le bût d'essais et d'études spéciales constituant une science pratique nouvelle.

« Jusqu'alors mes études et travaux, commencés en 1881, se sont concentrés principalement sur un seul métal, le Cuivre, attendu la solution pour un métal a pour conséquence une solution analogue pour tous les autres métaux. Mais je n'en ai pas moins constaté maintes fois dans mes bains chimiques la présence de l'argent, de l'or et du platine et celle du zinc, du nickel et de l'aluminium à l'état d'alumine.

« Dès le principe, j'ai reconnu que pour réussir, il était nécessaire d'opérer sur des quantités importantes et de laisser les réactions se produire pendant longtemps afin obtenir l'assimilation des Matières fécondantes et l'absorption dans l'atmosphère des éléments cosmiques indispensables à l'accroissement.

« En effet, lorsque, même avec un bon choix de Matières fécondantes, j'opérais sur de petites quantités et avec des contacts de quelques jours seulement, les résultats obtenus étaient nuls ou peu importants.

« Cependant vers la fin de 1884, j'ai pu obtenir, à l'aide de la chaleur, un accroissement métallique d'environ 9%[25] dans des bains chimiques où le cuivre n'entrait que pour 2 grammes 500.

« Mais je suis arrivé à produire l'accroissement du cuivre, d'une manière importante et régulière par les procédés suivants dont voici une description sommaire.

« Je compose avec les Matières fécondantes et excitantes un bain chimique dans lequel le cuivre entre à l'état de sulfate pour un poids d'environ 25 à 30 kilos.

« Ce bain est maintenu pendant au moins 48 heures à la température de 80 à 100°. On filtre et recueille le précipité qui ne doit être ni lavé, ni égoutté.

« On le dépose en masse dans un local spécial, aéré, à l'abri de la pluie, où il doit rester au moins six mois en digestion dans son humidité.

« Au bout de ce temps, le précipité est attaqué par fractions suivant les convenances, par de l'acide sulfurique bouillant environ pendant trois heures jusqu'à siccité à peu puis à nouveau pendant deux heures, à consistance sirupeuse.

« On dissout dans l'eau chaude, filtre et la liqueur est ensuite précipitée par le zinc.

---

[25] Ce résultat a été constaté par un procès-verbal et complètement contrôlé par des analyses électrolytiques faites par des chimistes compétents.

On obtient un accroissement de cuivre nt de 90 à 100%.
Les autres détails sont consignés dans le brevet qui a été pris.

La découverte de la possibilité et des moyens de produire l'accroissement de la matière métallique, comme on produit l'accroissement de la Matière végétale et animale, constitue un résultat industriel considérable.

Maintenant la voie est ouverte, on peut y entrer pour perfectionner et développer l'accroissement du cuivre, qui, d'après les résultats obtenus, peut être prochainement d'une exploitation fructueuse. En effet, les Matières fécondantes employées sont d'un prix peu élevé et les manipulations, on peut juger d'après ce qui vient d'être dit, ne sont ni compliquées ni coûteuses.

« De plus, l'apparition spontanée des métaux précieux, argent et or, pendant qu'on procède à l'accroissement du cuivre, démontre d'une manière claire que les Matières fécondantes employées pour le cuivre ainsi que les procédés de l'opération, conviennent aussi pour déterminer l'accroissement de l'argent et de l'or.

« Il est donc permis de prévoir des résultats brillants quand on opérera sérieusement sur les métaux précieux ».

Expériences d'August Strindberg

Le grand écrivain et penseur suédois August Strindberg s'occupa durant plusieurs années, théoriquement et pratiquement, des recherches sur la transmutation des éléments chimiques.

Nous échangeâmes à ce sujet une longue correspondance que je recueillis en un livre « BRÉVIAIRE ALCHIMIQUE », après la mort de mon illustre ami.[26]

Je me bornerai à reproduire ici les expériences typiques de Strindberg sur la synthèse de l'or.

Il trempait une bande de papier dans une dissolution de sulfate de fer, puis la soumettait, durant un certain temps, aux vapeurs d'ammoniaque, ensuite il

---

[26] Bréviaire Alchimique. Lettres d'August Strindberg Jollivet Castelot, Paris, Durville, Éditeur.

faisait sécher la bande de papier dans la fumée de tabac, dans le but d'empêcher l'oxyde de fer hydraté de retourner à l'état de sulfate de fer.

Sur le papier se déposait une pellicule une d'or, aux reflets métalliques et qui se dissolvait dans l'eau régale.

Je refis à maintes reprises cet essai, auquel Strindberg attachait une grande importance, persuadé qu'il était d'avoir ainsi produit de l'or véritable.

Malheureusement, la pellicule était trop mince pour se prêter à une série d'analyses chimiques qui fussent probantes et toute conclusion certaine restait écartée.

Il perfectionna son procédé en employant du chromate de sodium, du sulfate de fer, auxquels il ajoutait de l'acide oxalique, un peu d'alcool, puis de l'ammoniaque comme agent fixateur. Il chauffait ce bain à une douce chaleur, et recueillait une pellicule sur une feuille de papier. Il constata que l'échantillon ne se colorait pas en bleu par le prussiate de potasse, si l'on ne recourait pas à l'acide chlorhydrique et concluait de ce fait que le fer était caché sous l'or ; une fois la coloration bleue parue, l'or selon lui était caché sous le fer. Pour séparer le fer et conserver l'or, il traitait l'échantillon par l'acide oxalique, et le résidu final était selon lui de l'or réel.

Il procédait encore de la façon suivante :

Dans un grand verre, il versait une solution de sulfate de fer et d'hydrochlorate d'ammoniaque, remuait et laissait reposer durant quelques heures.

Des taches grasses pelliculaires se formaient à la surface du verre.

Strindberg versait alors une goutte d'éther, puis recueillait les pellicules sur le papier.

Il trempait ensuite ce papier dans du mercure qui s'amalgamait avec l'or produit, en abandonnant le fer.

Si la pellicule était forte et brune, il versait le tout dans un grand vase et ajoutait de l'eau. Il laissait reposer quelques heures. Les pellicules recueillies sur le papier se présentaient alors sous l'aspect de taches métalliques d'un beau jaune d'or. On pouvait dorer avec cet amalgame.

Pour isoler l'or, il chauffait l'amalgame de mercure dans un matras.

En résumé, Strindberg aurait obtenu la transformation du fer en or sous l'action des composés oxygénés de l'azote, ce qui corrobore par une autre voie les expériences de Tiffereau et de Le Brun de Virloy.

Expériences de Jollivet Castelot

En 1892, je débutai par la reprise des expériences de Tiffereau.

Après différentes autres recherches sur les sulfures de mercure, sur l'action des rayons X et des rayons ultra-violets sur les métaux, je me mis à travailler en 1908, sur l'argent associé aux sulfures d'arsenic et d'antimoine.

Je m'inspirai, ce faisant, non seulement des théories des anciens alchimistes, mais aussi des constatations de la géologie, nous montrant que l'or est produit au sein de la Terre, dans des gisements formés de sulfures complexes d'arsenic et d'antimoine, unis le plus souvent à l'argent et au tellure, ce dernier étant le minéralisateur de l'or.[27]

---

[27] Je citerai à l'appui de, cette assertion les textes suivants :

« L'or, par exemple, peut être associé en profondeur à des sulfures, séléniures ou antimoniures. Formation des Gîtes Métallifères, par L. de Launay, page 53 (Gauthier-Villars).

En s'éloignant plus encore de la roche-Mère, on trouve l'or associé à l'antimoine, en dykes et intrusions de microgranites et de granites porphyroïdes ; puis avec l'arsenic et des sulfures complexes près de ces mêmes roches.

Enfin, et ce sont les découvertes les plus récentes, l'or se trouve associé au tellure dans des roches éruptives tertiaire ou de la fin du secondaire. Le tellure est ici le minéralisateur de l'or, tandis que dans les gisements d'or natif, de pépites on trouve un peu de soufre avec l'or. L'Or et l'Argent, par Albert Bordeaux, page 32.

On voit que mes expériences sont en accord avec la métallogénie, de l'or.

Nous reproduisons encore les textes suivants extraits de l'ouvrage : *L'Or dans la Nature*, par M. Cumenge et Robellaz, P. Vicq-Dumod et Cie, Éditeurs, 1898 :

« Or et Réalgar – L'or et le réalgar apparaissent associés dans divers gisements filoniens ; les exemples les plus nets de cette association se rencontrent en Hongrie dans le filon principal de Felsôbanya et dans les filons de Kapnik.

« Or et Orpiment. — L'orpiment se rencontre également à l'état de métal accidentel dans les gîtes aurifères, et nous pouvons citer notamment ceux de Felsôbanya et de Kapnik.

En faisant ces expériences; j'obtins immédiatement des transmutations très nettes d'argent en or et je ne cessai de poursuivre et d'étendre le champ de mes, investigations.

Mes Essais de Transmutation

Je crois intéressant, tout d'abord, afin de montrer la voie que j'ai suivie dans mes recherches sur la transmutation, de reproduire ici quelques-unes des principales expériences que j'ai effectuées au cours des années 1910 et 1912. Je les avais publiées à. cette époque dans vue : LES NOUVEAUX HORIZONS DE LA SCIENCE ET DE LA PENSÉE ».

Essai de coloration de l'argent en or

A — On a mélangé parties égales d'argent chimiquement pur, d'arsenic natif exempt d'or et de kermès pur.

« Or et Stibine. — L'association de l'or avec le sulfure d'antimoine est très fréquente, contrairement à ce que nous venons de constater pour les sulfures d'arsenic. Nous ne saurions citer tous les gîtes aurifères dans lesquels elle a été rencontrée ; nous indiquerons : 1° en Europe, eux de Felsobanye et de Kapnik et ceux du district de Kremnitz (Hongrie), où la stibine sert quelquefois de support au métal précieux ; les filons de Rauris, de Kniebiss, Rathhausberg dans, les Hohen-Tauern, le filon de Gondomar dans le Portugal, où l'or est fréquemment englobé dans le sulfure d'antimoine, qui offre ici de beaux reflets cachés ; 2° en Australie, dans les filons de quartz aurifère du district de Horgkinsou (Queensland) dans les filons Hill-Grove, dans le district d'Armidale (Nouvelles-Galles Sud) et de Razorback, dans le district de Gudgegond (Nouvelles-Galles du Sud) ; 3° en Nouvelle-Zélande dans les filons du district de Refton, et notamment aux mines, de Cadman ; 4° en Asie, dans les filons du district de Sado, au Japon ; 5° aux États-Unis dans les filons du Comté de San Diégo, en Californie ; 6° dans la Colombie espagnole, à l'état de minéral accessoire, dans les filons de quartz du district d'Ancri, et très abondamment dans le gîte auro- argentifère si intéressant du Zwisondi, près Tibirbi ; 7° au Brésil, dans les filons de quartz aurifère de Catta-Branca et de Morro-S-Vicente dans le municipe d'Ours Preto, de Tuca-Vicira, dans le municipe Caethe et enfin très accessoirement dans le gîte de Passagem dont nous avons déjà parlé ; 8° au Transvaal, dans le Murchinson-Rango dans les filons de quartz très pyriteux où la stibine, très abondante, paraît nettement en relation avec le métal précieux qui l'imprègne ou apparaît en elle à l'état de petits cristaux (mine Gravelotte).

Les argents rouges qui sont des sulfo-arséniures et des sulfo-antimoniures d'argent se trouvent associés à l'or natif dans certains gîtes auro-argentifères au Colorado, au Mexique et dans l'État de Odaho et où se trouvent de l'or natif, de l'argent natif et de l'argent corné ». (*L'Or dans la Nature*, page 58).

Le tout, placé dans un petit creuset, a été chauffé au four durant une heure, à la température d'environ 1200°. Obtenu un culot métallique gris-noir. Refondu ce culot. Obtenu un lingot d'argent jaunâtre.

B. — On a prélevé une quantité égale d'argent chimiquement pur et de soufre doré d'antimoine.

Les deux corps ont été mélangés et placés dans un petit creuset, lequel fut soumis, durant une heure, au four, à une température de 1200° environ.

Obtenu une masse friable gris-jaunâtre et un culot métallique d'argent bien doré. Refondu, ce culot a conservé la même coloration, ce qui prouve la modification intime de l'argent.

C. — Prélevé une partie d'argent chimiquement pur, 2 parties d'orpiment. Mélangé intimement les deux substances. Chauffé dans un creuset comme ci-dessus.

Obtenu un culot d'argent doré ; la teinte est surtout remarquable sur la surface supérieure.

On observera que ces essais se rapprochent synthèse de l'or, car l'or se rencontre en abondance dans les milieux arsénio et antimonio sulfurés.

Les trois expériences ci-dessus, ont été effectuées au Laboratoire de la Société Alchimique de France, par M. Jollivet Castelot, à Douai, respectivement les 26 mars, 5 et 29 avril 1910.

(Extrait des Nouveaux Horizons de la Science et de la Pensée. N°1 Janvier 1911).

Synthèse d'Or

Dans le numéro de Janvier 1911 des NOUVEAUX HORIZONS, nous avons relaté des essais que nous avions faits au laboratoire de la SOCIÉTÉ ALCHIMIQUE DE FRANCE sur la coloration de l'argent en jaune par les sulfures d'arsenic et d'antimoine. Nous faisions observer que l'or se produit le plus souvent dans la Nature au sein de milieux arsénio et antimonio sulfurés. Poursuivant la série de ces recherches, nous avons obtenu d'intéressants résultats dont voici le bref compte-rendu :

Expérience A. — Mélangé après broyage fin parties égales d'Argyrithrose (argent antimonié) et de Proustite (arsénio-sulfure d'argent avec pyrite sur quartzerite) provenant des Mines du Mexique. Ajouté traces d'orpiment (AS_2S_3) et de soufre doré d'antimoine (trisulfure de As et pentasulfure de Sb). Le tout a été mis dans un creuset au four, durant une heure, à la température de 900 à 1000°.

Obtenu un culot noir et cassant à superficie jaunâtre, lequel a été emplombé puis coupellé. Il en est résulté un bouton d'argent. Traitées par l'acide azotique pur à 36°, à chaud, puis bouillant, quelques parcelles de ce bouton ne se sont point dissoutes. Elles se sont dissoutes dans l'eau régale.

Cette solution régale évaporée à siccité a laissé un dépôt gris-rougeâtre.

Réaction. — Aucune trace d'argent ni d'arsenic, ni d'antimoine. Par contre : chlorhydrique a provoqué un petit précipité noir très fin.

Le Ferrocyanure de potassium = coloration verte (caractéristique de l'or).

Ferricyanure de K = néant.

Formol = petit dépôt métallique noir.

Acide oxalique = petit précipité métallique noir.

Ammoniaque = idem.

Il y a donc présence d'un métal qui serait de l'or sous un état peut-être allotropique, en raison de la réaction ammoniacale.

Expérience B. — Mélangé intimement 2 parties d'argent chimiquement pur avec 2, parties d'orpiment et une partie de soufre doré d'antimoine.

Ajouté du cyanure de K, afin de favoriser la fusion et de faire intervenir l'azote. Placé le tout dans un creuset et chauffé au four durant une heure comme ci-dessus. Obtenu un culot gris foncé et terne qui a été emplombé puis coupellé. Le bouton de coupelle était légèrement doré. Traité par l'acide azotique 36°, il s'est difficilement attaqué. Il est un faible résidu, soluble dans l'eau régale. La solution régale évaporée à siccité a laissé un dépôt jaune assez vif.

Réactions : absence d'argent, d'arsenic et d'antimoine.

Acide oxalique = petit précipité métallique noir.
Formol = idem.
$KOCO_3$ = idem, plus abondant
Sulfate ferreux = dépôt métallique jaune brun.
Ammoniaque précipité noir métallique,
Ferrocyanure de K = coloration vert émeraude.
HCl = néant.

Nous conclurons également à la présence, en très petites quantités, d'un métal qui serait de l'or sous forme normale ou peut-être allotropique, l'ammoniaque n'ayant pas provoqué le dépôt rougeâtre d'or fulminant. Métal obtenu par synthèse, c'est-à-dire sans doute par modification de certains atomes d'argent sous l'influence des sulfures d'arsenic et d'antimoine.

Il convient de remarquer que l'expérience B serait une imitation de la marche suivie dans l'expérience A avec des minerais provenant des mines et simplement combiné entre eux. Les deux essais se contrôlent en somme l'un l'autre et aboutissent au même résultat : production de parcelles métalliques or.

Ces deux expériences ont été effectuées au Laboratoire de la Société Alchimique de France, par M. Jollivet Castelot, à Douai, les 15 Novembre et 17 Décembre 1912.

Extrait des Nouveaux Horizons de la Science et de la Pensée. N°3 Mars 1913).

Depuis cette époque, on sait que j'ai poursuivi sans arrêt les expériences que je viens de rappeler, les élargissant et les, perfectionnant sans cesse, notamment par l'adjonction d'iodure d'arsenic et d'antimoine, ainsi que jar l'adjonction de tellure et d'étain, je suis parvenu ainsi à obtenir une production régulière et indéniable d'or, par fermentation métallique, ou, si l'on préfère, par catalyse.

Les expériences ont été reprises et contrôlé ces dernières années par différents chercheurs indépendants : MM. Georges Richet, Jean Bourciez, P.

Lestrade entre autres, qui sont parvenus aux mêmes résultats et aux mêmes conclusions que moi, obtenant une quantité d'or variant, suivant les cas, de quelques milligrammes à 250 milligrammes et plus.

Tous, ces faits ont été enregistrés dans de nombreux articles publies dans la ROSE-CROIX depuis 1920, ainsi que dans les diverses revues et reproduits dans mon livre LA RÉVOLUTION CHIMIQUE.[28]

Enfin, on trouvera ci-après le compte rendu des derniers essais de transmutation effectués dans mon laboratoire, et qui ont donné une production d'or équivalente un gramme environ pour 22 grammes d'argent employé.

La Presse du monde entier a d'ailleurs porté à la connaissance du public ces faits dont la portée n'échappera à personne.

La transmutation de l'argent en or, la fabrication artificielle de l'or est donc une chose aujourd'hui nettement établie et dont il est facile de tirer les importantes conséquences.

La Chimie minérale synthétique est constituée, car l'on peut étendre la voie que j'ai tracée, à la fabrication artificielle des autres métaux et non seulement cela révolutionne la chimie pure, mais encore ouvre à la chimie industrielle d'immenses horizons.

Malgré l'obstruction faite par les savants officiels, le problème est résolu en principe, l'alchimie triomphe et recrée une vaste philosophie chimique, une profonde philosophie de la Nature, car la doctrine de la transmutation est une clef qui s'adapte à tous les compartiments de nos connaissances.

Expériences de transmutation

Poursuivant les expériences de transmutation que j'effectue depuis 1906, j'ai obtenu les résultats suivants :

I. — Par voie humide.

---

[28] On trouvera dans cet ouvrage, *La Révolution Chimique, et la Transmutation des Métaux*, paru à la Librairie Chacornac, tous les détails et tous les développements concernant la question.

J'ai constitué un mélange de 3 gr. d'argent chimiquement pur et 1 gr d'orpiment chimiquement pur et je l'ai attaqué par HNO_3 à 36° B à froid pendant plusieurs mois, puis à ébullition. L'attaque à chaud a eu lieu pendant plusieurs jours. Un peu de matière s'est détachée à ce moment et a formé un dépôt noir pulvérulent. Lorsqu'il ne se produisit plus d'attaque, j'ai décanté la solution et repris le résidu insoluble. Ce résidu fut attaqué par l'eau régale à ébullition jusqu'à dissolution à peu près complète, puis la liqueur décantée et filtrée a donné les réactions suivantes :

$C_2O_4H_2$: Un précipité d'aspect métallique, qui, redissous dans l'eau régale et reprécipité nous a donné un nouveau dépôt de même aspect que le précédent.

NH_3 : Un précipité jaune rougeâtre insoluble dans excès.

L. P. avec :

H_2S : Un dépôt brun noir.

H_2O_2 : (basique) un dépôt brunâtre.

$SnCl_2\ 2H_2O$: Un précipité couleur fleur de pêcher.

Toutes réactions caractéristiques, de l'or.

II. — Par voie sèche.

J'ai agi sur 22 gr d'argent chimiquement pur de la maison « Poulenc », de Paris et 3 gr 5 d'orpiment chimiquement pur de la Pharmacie Centrale de Paris. Le mélange fut chauffé au four, à fusion de métaux à 1600° C environ et pendant ¾ d'heure. Le culot obtenu fut refondu, pendant une heure avec addition d'orpiment. Après avoir été martelé durant ½ heure et refondu avec projection de petites quantités d'orpiment toutes les 10 minutes, on le retira.

Après refroidissement et addition de soufre doré d'antimoine chimiquement pur, il fut remis au four durant une demi-heure encore en projetant toutes les 5 minutes de petites quantités d'orpiment. Le culot obtenu offrait une teinte métallique foncée. Après le martelage, il était légèrement doré.

Analyse du Culot. — Le culot dissous à froid dans HNO_3 à 36° B chimiquement pur, puis à chaud, a donné un dépôt pulvérulent abondant. Ce dépôt lavé et traité par NH_3 pour dissoudre les sels de As et Sb fut dissous entièrement dans l'eau régale. La liqueur chlorurée et filtrée fut soumise aux réactifs du platine et de l'or. M. André Vandenberghe, qui remplissait les fonctions de préparateur pour cette expérience, avait, en effet, pensé que, suivant la loi de l'évolution de la matière, la transmutation des corps en or devait être précédée ou accompagnée de la transmutation en platine. D'après la progression de « Mendeleïev » on a $Pt = 195,2$ et $Au\ 197,2$.

Les réactions de l'or furent tout à fait caractéristiques ; les réactions du platine semblèrent également déceler sa présence.

La production d'or obtenue dans cette expérience peut être estimée à un gramme environ.

Tableau des Réactions

Or

$C_2O_4H_2$: Dépôt abondant d'or métallique.

H_2O_2 basique : Précipité brun.

$K_4FeCN_a\ 3H_2O$: Coloration verte.

Co_3Na_2 à ébullition, précipité brunâtre.

Platine et Or

NH_3 : Précipité jaune rougeâtre (Au) sur monté d'un précipité jaune (Pt).

KOH : Précipité jaune rougeâtre (Au) surmonté d'un précipité jaune (Pt).

Platine

$SnCl_2\ H_2O$: Coloration brune de la solution avec réaction de sels platineux et dépôt de poudre noire.

KI : Coloration rougeâtre de la solution suivie d'un dégagement d'iode et précipité brun (iodure platineux).

J'émets l'hypothèse que dans cette transmutation l'arsenic fait fonction de catalyseur et le soufre de ferment.

Douai - Décembre 1925

Une récente expérience de transmutation de M. Jollivet Castelot

Les expériences de transmutation depuis 1908 partent toujours de ce fait que, dans la Nature, on trouve l'or associé à l'antimoine et à l'arsenic sulfurés, ainsi qu'au tellure, qui est considéré comme le minéralisateur de l'or.

Il m'a donc semblé logique d'introduire le tellure dans la combinaison artificielle que je fais de l'argent et des sulfures d'arsenic et d'antimoine, et voici le compte-rendu de l'une de mes récentes expériences.

J'ai fait un mélange composé de 6 grammes d'argent chimiquement pur, un gramme d'orpiment natif exempt d'or, un gramme de soufre doré d'antimoine chimiquement pur et 2, grammes de tellure chimiquement pur, provenant des Établissements Poulenc Frères, de Paris.

J'ai ajouté de la silice pure aux fondants habituels. Ce mélange a été chauffé comme de coutume, au four durant une heure, à température de 1100° environ. Le culot obtenu était d'un gris noirâtre avec reflets violacés. Il pesait 6 gr 420.

Soumis à l'action de l'aide azotique, le culot s'attaqua difficilement et il se détacha des parcelles métalliques de teinte verdâtre. La solution azotique étant décantée, il resta un résidu jaune verdâtre qui fut repris par l'acide azotique à ébullition pendant plusieurs heures. La liqueur étant décantée à nouveau, le résidu, qui ne s'était point modifié, fut lavé, traité par l'ammoniaque, puis soumis à l'action de l'eau régale dans laquelle il s'est dissous entièrement après plusieurs heures d'ébullition.

La solution régale chlorurée, puis soumise aux réactifs de l'or, a donné les résultats suivants :

Ferrocyanure de potassium = coloration vert marron.

Protochlorure et bichlorure d'étain coloration jaune bronzée, puis dépôt métallique de même nuance.

Ammoniaque = coloration et précipité identique au précédent et qui, au bout de quelques heures, c'est transformé en un dépôt jaune d'or fulminant.
Formol = léger précipité métallique d'un noir jaunâtre.
Eau oxygénée = léger précipité brun noir très divisé.
Acide oxalique = précipité jaune noir.
Sulfate ferreux = précipité métallique jaune doré.
Potasse caustique = au bout de quelques heures, précipité métallique jaune doré assez abondant.

On voit qu'il y a donc eu présence très nette d'or, et, point remarquable, le métal obtenu présentait la couleur jaune bronzée du tellurure d'or et d'argent natif. J'aurais donc produit artificiellement dans mon laboratoire un or bronzé grâce à l'intervention du tellure.

Il y a certainement eu perte d'or dans essai, ainsi qu'il s'en est, produit dans tous mes essais antérieurs, car l'on sait que l'arsenic, l'antimoine et le tellure entraînent l'or dans leur fusion et leur volatilisation.

Pour obvier à cet inconvénient, j'avais songé à faire agir les vapeurs des sulfures d'arsenic et d'antimoine et du tellure sur l'argent en fusion, au moyen d'un système clos constitué par un appareil et un dispositif spéciaux, mais j'ai dû renoncer provisoirement à ce projet, en raison des difficultés rencontrées pour la construction de cet appareil, dont le prix serait fort élevé.

Je tiens pour assuré que, grâce au barbotage des vapeurs au sein de l'argent en fusion, on obtiendrait un rendement en or très supérieur à celui que j'ai obtenu jusqu'ici par un contact imparfait et trop rapide des corps en présence, alors qu'il faudrait sans doute les faire réagir les uns sur les autres, à l'état de vapeur, en vase clos.[29]

Douai, le 24 avril 1926.

Compte-rendu de l'une de mes dernières expériences de Transmutation d'Argent en Or

---

[29] Ce mémoire a fait l'objet d'un rapport dans la séance du 6 juin 1926, de l'Académie Royale des Sciences de Belgique et a été déposé dans les Archives de cette Académie.

CHIMIE ET ALCHIMIE

Comme suite à mes travaux précédents sur la synthèse artificielle de l'or, j'ai fait intervenir dans ces nouveaux essais l'étain qui se trouve souvent aussi associé à l'or dans la Nature. Voici le compte-rendu de ce nouveau procédé, grâce auquel le pourcentage d'or obtenu détruit toutes les objections que l'on élève au sujet des impuretés :

J'ai fait un mélange intime de 6 grammes d'argent chimiquement pur et contrôlé en outre par un chimiste professionnel, chef de laboratoire dans une de nos plus importantes usines de la région, 2 grammes de soufre doré d'antimoine, un gramme d'orpiment et un gramme d'étain, tous corps chimiquement purs et provenant des Établissements Poulenc, de Paris.

J'ai ajouté les fondants habituels, puis chauffé le tout dans un creuset, au four à 1100° environ, durant une heure, en faisant à deux reprises une petite projection de soufre doré d'antimoine.

Le culot obtenu a été longuement traité par l'acide azotique pur à 36° B à froid puis à ébullition ; ensuite le résidu insoluble a été lavé à l'eau distillée, traité par l'ammoniaque, lavé à nouveau et traité enfin longuement par l'eau régale à ébullition.

La liqueur filtrée, et soumise aux réactifs de l'or a montré la présence de ce métal sous forme de dépôts abondants et qui, au total, sont évaluables à 15 milligrammes environ, ce qui est imposant, étant donné les 6 grammes d'argent employé.

Par l'acide oxalique, la solution s'est colorée en violet et a donné un précipité noir pulvérulent considérable.

Par l'eau oxygénée, précipité d'or très divisé.

Par l'aldéhyde formique, précipité d'or.

Par le protochlorure d'étain, coloration violet rose intense.

L'adjonction de l'étain aux autres corps a certainement précisé les réactions de l'or et accru le rendement de ce métal que l'on peut, par mon procédé, fabriquer artificiellement, c'est-à-dire par synthèse et en quantités dosables.

Il est facile de se rendre compte, qu'étant donné les prix respectifs de l'or et des autres substances qui servent dans mon expérience à le produire, on obtiendrait industriellement des bénéfices, d'autant plus que la plus grande part de l'argent employé est récupérable à chaque essai.

Je crois tenir désormais la clé de la fabrication régulière et même industrielle de l'or.

Mais la question industrielle est volontairement écartée de mes préoccupations, car je n'ai d'autre but que la recherche de la pure vérité scientifique.

Douai, le 13 avril 1927.
JOLLIVET CASTELOT.

2° PAR VOIE RADIOACTIVE

Nous avons indiqué au chapitre 4 de ce livre « LA CONSTITUTION DE LA MATIÈRE », quelle était la structure complexe de l'atome d'après les considérations que font à son sujet les physiciens modernes plutôt que les chimistes.

Rappelons que l'atome serait formé par un noyau ou proton, constitué lui-même par des ions positifs et autour duquel graviteraient les électrons revêtus d'une charge négative et dont le nombre correspondrait au numéro atomique.

Sous l'action d'un champ électrique, la partie positive et la partie négative de l'atome tendraient à se séparer dans des directions opposées, c'est-à-dire que la dissociation de l'atome s'effectuerait alors et c'est sur cette hypothèse que repose la théorie de la transmutation par voie radioactive qui consiste à produire artificiellement la dislocation atomique, au moyen d'un champ électrique intense provoqué par des courants électriques de haute intensité, grâce auxquels la rupture s'effectuerait entre le noyau et les électrons.

Au moyen d'un véritable bombardement électrique, certains physiciens tels que Rutherford, Miethe et Nagaoka prétendent être parvenus à détacher une partie du noyau formé de noyaux d'hydrogène et à passer ainsi d'un élément à un autre dont le numéro atomique fût moindre de une ou deux unités.

Pour obtenir un atome d'or, il faudrait, et il suffirait d'après cette méthode de projeter un proton hors du noyau de l'atome de mercure ou d'y introduire un électron, mais le malheur est que, jusqu'ici, les fameux protons n'ont rien voulu savoir et sont restés intangibles malgré les formidables coups de mitraille qu'on leur a infligés.

Ces pseudo-transmutations, dont le contrôle ne peut être opéré que par des moyens très délicats, restent sujettes à caution, d'autant plus qu'elles se chiffreraient par factions de millièmes de milligramme, ce qui on l'avouera, pourrait laisser perplexe tout chimiste qui connaît la difficulté d'appréciations de cet ordre.

Expériences de Ramsay

Ces expériences, qui remontent à une vingtaine d'années environ, sont à la base des recherches ultérieures et dont nous venons d'indiquer le processus.

Ramsay, à la suite des observations montrant que le radium se transformait spontanément en hélium et en argon, admit que l'émanation, mise en contact avec divers métaux, désagrégerait leurs atomes et les transformerait en éléments chimiques d'une autre espèce.

À cet effet, il abandonna à elle-même l'émanation du radium, en présence d'une solution de sulfate de cuivre ; il constata que l'émanation donnerait naissance d'abord à de l'hélium et de l'argon, puis à du lithium et à du sodium.

Ces corps ont été décelés au moyen de leurs lignes spectrales.

Ces divers corps proviendraient de la transmutation régressive du cuivre dont les atomes auraient perdu une partie de leurs éléments constitutifs comme il a été dit ci-dessus. Les métaux lourds se seraient mués en métaux plus légers.

Des objections ont été soulevées contre ces transmutations que l'on mettrait sur le compte d'impuretés qui se seraient trouvées dans le verre et les appareils servant aux expériences.

En tout cas, les quantités de corps obtenues seraient infinitésimales.

Expériences de Rutherford Rutherford, savant physicien anglais, s que son compatriote Ramsay était chi.

Expérience de Rutherford

Sir Rutherford, savant physicien anglais, alors que son compatriote Ramsay était chimiste, aurait réalisé la désintégration, des noyaux atomiques de l'azote, de l'oxygène, du bore et du fluor, en les soumettant au bombardement de particules alpha lancées par du radium C, à la vitesse de 20 000 kilomètres par seconde.

Les rayons émis dans ces expériences s'observent par la Méthode des scintillations.

Voici ce qui se passerait : quand une particule alpha frappe un noyau d'hydrogène ou d'un autre corps, elle lui communique une partie de son énergie et l'expulse de la molécule où il se trouvait, (Jean Becquerel, LA RADIOACTIVITÉ, Payot, Éditeur, Paris).

En ce qui concerne l'expérience sur l'azote, en remplaçant les rayons d'hydrogène par l'azote, on obtient les mêmes rayons d'hydrogène avec un parcours plus grand.

Il serait prouvé par la différence de vitesse des rayons que l'hydrogène manifesté par le bombardement du noyau d'azote, ne proviendrait pas d'impuretés hydrogénées contenues dans ce noyau, mais résulterait d'une transmutation du noyau de l'azote.

Des protons sortiraient du noyau d'azote et le reste de ce noyau serait le noyau d'un autre élément, peut-être un noyau de carbone.

L'appareil qui sert à réaliser cette expérience est très simple :

« Il se compose d'un tube de laiton de 3 cm de diamètre pourvu de robinets pour permettre la circulation des gaz ; à une extrémité du tube se trouve un trou recouvert d'une plaque d'argent mince ; l'écran de sulfure de zinc, sur lequel on observe les scintillations, est fixé à 1 mm 3 de l'ouverture, laissant ainsi un espace vide dans lequel on insère des écrans absorbants équivalents à telle épaisseur d'air qu'on veut. La source radioactive est placée sur l'extrémité d'une tige et l'on fait varier à volonté sa distance à l'écran.

« MM. Rutherford et Chadwick ont soumis un grand nombre d'éléments au bombardement alpha. Quand l'élément n'était pas gazeux ou directement utilisable en feuille mince, on le combinait avec un corps inactif (ne donnant pas de rayons H) tel que l'oxygène et l'on saupoudrait avec la substance pulvérisée une feuille d'or de manière à former une pellicule de la matière à étudier.

« Aucun élément de poids atomique supérieur à 31 (Phosphore) n'a donné de rayons H, mais parmi les éléments de moindre poids atomique, on a obtenu des rayons d'hydrogène avec le bore, l'azote, le fluor, le sodium, l'aluminium et le phosphore. Ces rayons, de parcours supérieur à 30 cm. d'air, provenaient nécessairement des noyaux des corps en question.[30] »

Expériences de Miethe et de Nagaoka

Deux savants allemands Miethe et Stammreich, en 1924, annoncèrent qu'ils avaient réalisé la transmutation du Mercure en Or, en procédant de la façon suivante

Dans une lampe en quartz vapeur, de mercure (chimiquement pur), ils firent passer un courant de 175 volts durant 20 à 200 heures, ils trouvèrent de l'or dans la vapeur de mercure condensée.

Le mercure employé à cette expérience ne contenait au départ aucune trace d'or, donc du mercure s'était transformé en or. La quantité obtenue serait, proportionnelle à l'intensité du courant et au temps.

On objecta que l'électrode de tungstène qui servait dans cette expérience pouvait contenir des traces d'or.

Reprenant ces expériences, un savant japonais, le Dr. Nagaoka, en collaboration avec M. Y. Sugiura, T. Asada et T. Machida, crut également être parvenu aux mêmes résultats et il exposa ses recherches dans une note adressée à la Société Physique et dont nous reproduisons le résumé intégral :

« Les expériences qui font l'objet de cette communication ont eu primitivement pour but d'accélérer les transformations radioactives et de produire artificiellement la désintégration d'atomes non radioactifs au .moyen

---

[30] *La Radioactivité*, par Jean Becquerel, page 168.

d'un champ électrique extrêmement intense qui doit être suffisant pour produire un violent ébranlement à l'intérieur du noyau. Nous avons tiré avantage d'un fait curieux observé dans des expériences faites sur l'effet Stark, en collaboration avec M. Sugiura. Dans les arcs métalliques montés avec une self en série et une grande capacité de dérivation, il existe au voisinage des électrodes un champ électrique intense. Ainsi, avec des électrodes d'argent, ce champ atteint 4 400 fois le champ moyen appliqué.

« Le mercure a été choisi comme substance susceptible d'être désintégrée, car l'examen de la structure fine de ses raies spectrales montre que le noyau de cet élément peut probablement, jusqu'à un certain point, être considéré comme métastable.

« Si, au moyen d'une bobine d'induction donnant 120 cm. d'étincelle dans l'air, on fait passer une décharge condensée entre une électrode de tungstène et une électrode de Mercure plongée dans de l'huile de paraffine ou de l'huile de transformateur, le mercure se transforme partiellement en or et en un métal blanc, qui semble être en plus grande partie de l'argent. Le mercure en expérience a été purifié deux ou trois fois par distillation dans le vide à une température inférieure à 200° C. On a fait soigneusement des essais à blanc pour tous les corps mis en présence. La masse pâteuse noire qui résulte de la décharge a été examinée soit par des moyens chimiques soit, ce qui est plus commode, par la formation d'un verre rubis. Celui-ci est obtenu sous forme de nombreuses taches au fond d'un ballon à distiller spécial au moyen duquel sont séparés le mercure et le carbone qui ont subi une décharge. L'étude microscopique y montre la présence de l'or sous forme de fines particules et principalement à l'état colloïdal. Ces particules donnent en lumière réfléchie, puis en lumière transmise, des couleurs complémentaires. Il semble qu'il existe une valeur critique pour le champ nécessaire à la transmutation et le résultat de celle-ci est tout à fait complexe.

« On obtient principalement de l'argent en faisant passer la décharge à travers des gouttes de mercure qui tombent dans de l'huile.

La transmutation simultanée du mercure en argent et en or semble avoir une signification importante au point de vue cosmique. L'existence de minerais contenant ces deux métaux peut être attribuée à un processus inverse.

« L'examen des isotopes de divers éléments, montre, au moins en apparence, une certaine parenté entre la structure de divers noyaux, par exemple entre ceux du Mercure et de l'Étain, ceux de l'Étain et du Cadmium, du Xénon et de l'Étain, du Krypton et du Sélénium, etc. En étudiant les transformations de différents atomes, on pourra élucider certaines questions relatives à la région obscure que constitue encore pour nous le noyau.

Les expériences décrites ci-dessus ne doivent être considérées que comme préliminaires et peuvent n'être nullement satisfaisantes. L'auteur désire appeler l'attention de ceux que ce sujet intéresse, afin qu'ils puissent reprendre ces recherches avec des moyens à la fois plus puissants et plus satisfaisants ».

On remarquera que les expériences de Miethe et de Nagaoka confirmeraient l'assertion des alchimistes sur la Pierre Philosophale qui résulterait de la transformation en or et en argent du Mercure dans lequel se dissolvent les deux ferments métalliques. Il se constituerait ainsi une substance jouissant de propriétés catalytiques permettant la transmutation en or ou en argent des métaux moins lourds avec lesquels cette substance serait ultérieurement mise en contact.

La Chimie moderne rejoint l'Alchimie.

X. — *Histoire résumée de l'Alchimie et des principales transmutations métalliques*

L'Alchimie fut pratiquée en Égypte à une époque très reculée, par les prêtres de Thèbes, de Memphis et d'Héliopolis qui la cultivaient et l'enseignaient dans les temples mystérieux où ils formaient des initiés et c'est sous le nom mythique d'Hermès ou Thot que cette science sacrée se trouve exprimée.

On ne sait rien de précis concernant les alchimistes célèbres qui ont pu vivre en Égypte il y a quelques milliers d'années, mais Cette science de la constitution de la Matière s'est transmise, par l'intermédiaire des adeptes égyptiens, aux philosophes et aux savants des autres pays voisins : Phénicie, Assyrie, Chaldée, Grèce, qui étaient en relation avec l'Égypte et envoyaient les jeunes gens les mieux doués dans les temples de ce pays, d'où ils rapportaient des connaissances étendues, tels par exemple que Pythagore, Solon, Thalès.

Pythagore est le plus illustre des penseurs grecs. On sait qu'il vécut 600 ans avant J.-C.

Sa doctrine est extrêmement profonde, elle repose sur l'harmonie des nombres qui constituent le Monde considéré comme un être vivant. La Matière est formée de particules extrêmement petites et qui obéissent à la loi des rapports numériques.

Pythagore inspira par ses idées les écoles alchimiques ultérieures.

Zozime peut être considéré, de même que Synésius, comme l'un des principaux alchimistes grecs du 5e siècle.

Zozime naquit à Panopolis, dans le territoire de Thèbes, mais il résida à Alexandrie.

Il a beaucoup écrit sur la philosophie hermétique, mais ses ouvrages n'ont pas été imprimés ; quant à ses manuscrits, ils se trouvent dans plusieurs bibliothèques.

On peut citer également, après lui, Olympiodore, né en 430, à Thèbes, en Égypte.

Il a écrit un ouvrage « COMMENTAIRES SUR L'ART SACRE ET LA PIERRE PHILOSOPHALE », dans lequel il s'occupe de la Constitution des divers corps chimiques, de la transmutation des métaux et de la théorie du Macrocosme et du Microcosme. Il semble bien qu'il ait décrit les propriétés de l'acide nitrique.

Passons sous silence une quantité de noms sans grande importance, afin d'évoquer les quelques figures des alchimistes réellement originaux qui ont laissé leur empreinte à travers les siècles et méritent de retenir notre attention et notre respect par les travaux qu'ils ont effectués.

Au IXe siècle, une grande personnalité s'impose, celle de Djabar ou Geber, d'origine arabe et qu'on suppose né en Perse. Ce fut un profond philosophe de la Chimie.

Il a beaucoup produit et plusieurs de ses ouvrages ont été écrits en latin, nous citerons parmi ceux-ci « LA SOMME DE PERFECTION DU MAGISTÈRE », qui fut traduite en français par Salmon et insérée dans la Bibliothèque des philosophes chimiques, Paris 1672 et 1678.

On doit à Geber la description exacte et peut-être même la découverte de l'acide nitrique et de l'eau régale, de même que l'étude des différents gaz dont il indique clairement les propriétés.

Geber enseigne que les métaux sont des corps composés de trois principes, le soufre, le mercure et l'arsenic, qui n'ont rien de commun avec les corps chimiques du même nom. En arrivant à les isoler, on parviendra, dit Geber, à les combiner entre eux de façon à recréer les différentes sortes de métaux.

Geber décrivit avec beaucoup de sagacité la plupart des corps employés en chimie, de même que les opérations servant à les préparer ou à les combiner. Son ouvrage « ALCHIMIA » renferme l'exposé de ses recherches.

Il faut regarder ce savant comme l'un des esprits les plus vastes de l'humanité. Au 13e siècle apparaît Roger Bacon qui est l'une des plus belles physionomies de l'histoire des sciences. Il fut un précurseur de la méthode expérimentale à une époque où régnaient la vaine scholastique, le rationalisme, vide de réalités. Aussi fut-il persécuté et emprisonné durant la plus grande partie de sa vie. Il était né à Ischerter, dans la province de Sommerset (Angleterre) en 1214 et entra dans l'ordre des Cordeliers, où il espérait sans doute trouver le calme propice aux études.

Adonné aux sciences physiques et naturelles, il leur fit faire de rapides progrès, mais accusé de sorcellerie par ses confrères, il fut emprisonné dans son couvent, à Paris, et passa de nombreuses années dans un cachot.

Aussi doit-on vénérer la mémoire d'un homme dont l'audace égale la persévérance et à qui l'on doit l'introduction de la pratique dans les connaissances, jusqu'alors réduites à n'être qu'un jeu de la spéculation.

Roger Bacon se livra avec ardeur à la chimie et à l'alchimie en cherchant toujours à suivre les procédés de la Nature. Il laissa de nombreux ouvrages, parmi lesquels nous citerons : « L'Épître sur les œuvres secrets de l'Art et de la Nature, ainsi que sur la nullité de la magie », « Speculum Alchemix et Speculum Secretorum ».

Les ouvrages alchimiques de cet auteur furent réunis en un volume imprimé en 1620.

Roger Bacon fut remis en liberté en 1291 et mourut l'année suivante à l'âge de 78 ans.

Raymond Lulle, disciple du célèbre Arnauld de Villeneuve, naquit en 1235, à Majorque (Espagne).

Il mérita, par l'étendue de ses connaissances, le surnom de Docteur illuminé, comme Roger Bacon avait mérité celui de Docteur admirable.

Lulle eut une vie très mouvementée et composa de nombreux ouvrages, dont le plus connu est la CLAVICULE.

Parmi ses traités d'Alchimie, relevons les suivants « LA CLEF DE L'ART » et « TRAITÉ D'ALCHIMIE ».

Il semble avoir réalisé la transmutation du mercure et du plomb en or devant le roi Édouard II d'Angleterre. On a appelé nobles à la rose ou les pièces frappées avec cet or.

Après avoir noté les noms d'Alain de Lisle, qui composa des APHORISMES SUR LA TERRE PHILOSOPHALE et qui fut un Alchimiste notoire du 12ᵉ siècle et du légendaire Nicolas Flamel, qui ne fut peut-être qu'un heureux spéculateur, il nous faut mentionner Basile Valentin, l'un des principaux philosophes hermétiques, que l'on a dit être moine Bénédictin, né à Erfurt, en 1414, mais dont on ne sait rien de précis en réalité, auteur des DOUZE CLEFS et du CHAR TRIOMPHAL DE L'ANTIMOINE ; nous arrivons alors à Paracelse qui, à vrai dire, fut plutôt un médecin qu'un alchimiste, mais qui révolutionna la science routinière du 15ᵉ siècle par son audace et par son génie.

Né à Einsielden, en Suisse, en 1493, il mena une vie assez errante, s'occupa d'astrologie, de magie, de transmutations et appliqua les doctrines de l'hermétisme à la thérapeutique, mélangeant à tort et à travers de belles idées et de confuses élucubrations.

Néanmoins, il demeure un type de penseur supérieur et original et son œuvre immense et touffue est encore scrutée de nos jours.

À la suite de Paracelse, nous signalerons Denis Zachaire, le persévérant Bernard le Trévisan, Jean Dee, Docteur en théologie (né en 1569) en Angleterre et qui aurait réalisé avec Kelley la transmutation en or devant l'Empereur Maximilien II, à Prague, mais sans connaître le secret de la composition de la poudre de projection que son ami et lui avaient entre les mains et qu'ils tenaient d'un tiers resté inconnu.

Dans l'histoire de l'alchimie, une place prépondérante revient à Alexandre Sethon, écossais ou anglais, qui vivait à la fin du XVIᵉ siècle et avait réussi à confectionner la poudre de projection. Il voyagea en Hollande et en Allemagne, où il fit des expériences devant plusieurs personnes qui le dénoncèrent au Duc de Saxe. Ce Prince, désireux de connaître le secret de l'alchimiste, le fit arrêter et emprisonner dans une tour.

Malgré la torture à laquelle fut livré Sethon, ce dernier, fidèle au silence imposé à l'adepte, ne voulut jamais révéler son secret.

Un gentilhomme polonais du nom de Sendivogius, s'intéressa à Sethon et parvint à le délivrer,

Tous deux s'enfuirent à Cracovie et là Sendivogius reçut de celui qu'il avait sauvé une certaine quantité de la fameuse poudre, mais sans que Sethon consentit à lui en révéler la formule. Il mourut peu de temps après, en 1604.

Michel Sendivogius devint célèbre en faisant diverses projections avec la poudre qu'il avait reçue, notamment en présence de l'Empereur Rodolphe II, à Prague, en 1604, puis il édita l'ouvrage laissé par Sethon, sous le nom de TRAITÉ DU COSMOPOLITE, mais sans déclarer quel en était le véritable auteur. Sendivogius, qui n'était qu'un fourbe se parant des connaissances d'un autre, mourut à Cracovie en 1646.

Au début du 17e siècle, il convient de faire mention de Jean d'Espagnet, Président à Bordeaux, l'un des Maîtres de l'Alchimie, à en juger par la réputation qu'il laissa dans les milieux qui s'occupaient de cette science et par son ouvrage : ARCANUM PHILOSOPHIE HERMETICIE, publié à Paris en 1623 et qui contient de bons enseignements sur la conduite des opérations.

Robert Flud, en 1638, marque également sa place dans la Philosophie hermétique avec son livre : « CLAVIS PHILOSOPHIIE ALCHIMIIE ».

Flud appartenait à la société des Rose Croix et il exposa dans ses nombreux écrits la vraie doctrine de ces initiés, alliant le positivisme et le spiritualisme en une unité féconde et majestueuse.

Mais le 16e siècle vit surgir un homme aussi puissant, sinon plus que Paracelse dont il fut le disciple ; nous avons nommé Van Helmont, médecin de grande valeur qui s'attacha, à l'exemple de son maître Paracelse, à la médecine chimique.

Né à Bruxelles, en 1577, d'une des plus anciennes familles de l'Europe (celle des comtes de Mérode), Van Helmont, en dehors de sa profession, se livra à de vastes études de chimie. C'est à lui que revient la gloire d'avoir découvert la plupart des gaz, ce qui permit à la chimie de faire un pas immense en avant.

Van Helmont étudia l'alchimie, mais il ne semble pas qu'il ait lui-même réussi à fabriquer le ferment métallique. Par contre, il effectua la projection à l'aide de la poudre qui lui fut remise par un adepte, comme on le verra au chapitre suivant de ce livre.

Un personnage des plus curieux dans l'histoire de l'Alchimie est certes Irénée Philalèthe, de son vrai nom Thomas de Vagan, dont l'existence resta mystérieuse.

On le suppose né en Angleterre, en 1612 et c'est en 1645 qu'il écrivit son principal ouvrage : « INTROITUS APERTUS AD ACCLUSIUM REGIS PALATIUM », dont nous avons reproduit un certain nombre de pages dans le chapitre VII, traitant de la Pierre Philosophale.

Il voyagea en Amérique, puis en Europe, effectuant à maintes reprises la transmutation à l'aide de la poudre de projection dont il possédait la formule, qu'il a d'ailleurs laissé entrevoir dans son livre, et l'on pense que c'est lui qui remit à Helvétius une certaine quantité de cette substance avec laquelle ce savant opéra lui-même la transmutation du plomb en or.

En but à de graves ennuis et même à des dangers en raison de sa découverte, Philalèthe erra de pays en pays, menant une existence obscure et cachée, et on ne connaît ni le lieu, ni la date de sa mort.

Avec lui disparut du théâtre du monde le dernier alchimiste de grande, envergure, auteur incontestable de transmutations métalliques au moyen du procédé traditionnel de la Pierre Philosophale.

Les Transmutations Métalliques

Nous ne ferons pas ici l'historique détaillé et minutieux de toutes les transmutations qui ont été attribuées, à tort ou à raison, aux nombreux alchimistes qui se sont succédés et dont a parlé la chronique de l'époque par des voix plus ou moins autorisées.

Ceux que cette question intéresse, tout au moins au point de vue documentaire, pourront consulter avec fruit l'» HISTOIRE DE PHILOSOPHIE HERMÉTIQUE », de Lenglet-Dufresnoy, « L'HISTOIRE DE LA CHIMIE », de Hoefer et « L'ALCHIMIE ET LES ALCHIMISTES », de Louis Figuier.

En ce qui nous concerne, nous nous bornerons volontairement à ne relever que quelques-unes des plus fameuses transmutations métalliques qui nous paraissent réaliser le témoignage le plus incontestable de la véracité de l'Alchimie.

Il est facile de rejeter avec un sourire de dédain les assertions qui se rapportent à ces faits, comme il est de coutume chez nos savants, mais cette attitude est condamnable, tant au point de vue de la Science que de l'Histoire ; il n'y a en effet aucune raison de se montrer plus exigeant en ce qui se rapporte à ce genre de choses, qu'en ce qui se rapporte à des événements d'une catégorie différente, qui sont pourtant admises par les critiques, sur la foi du témoignage d'hommes qui ne sont ni plus ni moins dignes de croyance les uns que les autres.

À travers toute l'histoire humaine, un certain doute peut subsister, mais qui ne doit point aller jusqu'à la négation et nous pensons que, d'après l'ensemble des vues se rapportant à l'alchimie qui a été fixé dans notre volume, les lecteurs sans préjugés admettront la vraisemblance des transmutations opérées par les quelques alchimistes dont nous allons parler.

Raymond Lulle effectua plusieurs transmutations en Angleterre, au début du XIVe siècle, au témoignage de Jean Cremer, abbé de Westminster et du célèbre Camdem, critique réputé.

Tous deux déclarent que les Nobles à la Rose fabriquées sous le règne d'Édouard qui fut l'ami de Raymond Lulle, sont le produit des opérations alchimiques faites par ce dernier.

Ces pièces, dont certaines pesaient 10 ducats, furent frappées en souvenir de l'expérience de Raymond Lulle et reçurent le nom de Raymondines. Elles ont été conservées jusqu'à nos jours.

Lulle avait transmuté cinquante milliers pesant de mercure, de plomb et d'étain en or à la Tour de Londres où il travaillait en présence du roi d'Angleterre.

Pic de la Mirandole (1463-1494), qui fut n homme d'une remarquable puissance d'esprit, se déclara convaincu de la réalité de l'Alchimie et écrivit même sur ce sujet un livre fort curieux ayant pour titre « De Auro libri tres ».

Il y rapporte des expériences dont il fut témoin, qui avaient trait à la transmutation des métaux imparfaits en argent et en or :

« Je viens maintenant, dit ce Prince, à ce que mes yeux ont vu de ce prodige, sans voile et sans obscurité. Un de mes amis, qui vit encore à présent, a fait plus de 60 fois en ma présence, de l'or et de l'argent, je l'ai même vu opérer par différents moyens, jusque là avec une eau métallique, où il n'entrerait ni or, ni argent, pas même du vif argent qui est le principe des métaux, il faisait de l'or et de l'argent, il est vrai que par cette dernière opération, il en faisait en petite quantité et que la dépense excédait le profit ».

« Un autre, continue ce Prince, et que je crois encore vivant, fait en peu de jours et à peu de frais, dans un petit fourneau, de l'or qu'il vend aux orfèvres qui le trouvent très pur ; comme il est riche et très habile, il ne s'applique point à ce travail par aucun besoin, mais seulement pour examiner les opérations de l'art et de la nature ».

Pic de la Mirandole rapporte encore avoir connu un alchimiste qui fabriquait de l'or, en petites quantités, il est vrai, au moyen du fer et de l'orpiment.

Alexandre Sethon, connu sous le nom du Cosmopolite, fit plusieurs transmutations, à Enkusen, en 1602 et à Bâle, en Suisse, en 1603. Une partie de l'or de cette transmutation avait été conservée dans la famille de Messieurs Zwingers. En Saxe, à la suite de nouvelles opérations, il fut dénoncé au Duc de Saxe qui le fit emprisonner afin de connaître le secret de l'œuvre, mais Sethon résista à toutes les persécutions qu'on lui fit subir et nous avons dit plus haut, dans le résumé de l'Histoire de l'Alchimie, comment il fut délivré par Sendivogius, auquel il donna à titre de remerciement une petite quantité de sa poudre de projection.

Sendivogius s'en servit à plusieurs reprises et acquit ainsi une célébrité que n'avait pas connu le véritable auteur de la pierre fermentative.

Desnoyers certifia le fait d'une transmutation effectuée par Sendivogius devant Sigismond III, roi de Pologne.

À cet effet, et, il fit rougir un écu et le trempa dans une certaine quantité de l'Élixir que lui avait donné Sethon. La partie trempée se trouva changée en or et cette pièce passa de la collection du Roi de Pologne entre les mains de M. Desnoyers, qui la rapporta à Paris.

Un écrivain contemporain de ce temps, Borel, auteur du Trésor des Antiquités Gauloises, rapporte le fait en ces termes :

« M. Desnoyers a montré cette pièce à tous ceux qui ont voulu la voir et qui plus est, en a fait examiner divers morceaux qu'on a trouvé de pur or et sans alliage, tel qu'est tout celui des monnaies faites de l'or de ces Philosophes, vu qu'il n'y a pas de monnaie commune sans alliage.

« Et pour faire voir que cette pièce a été effectivement convertie et non ajoutée de deux pièces, c'est qu'outre qu'il n'y paraît pas de soudure, elle est toute poreuse en la partie convertie, parce que l'or étant plus serré et plus pesant que les autres métaux, il ne pouvait tenir le même volume que la Richedale, ni en conserver la figure saris devenir spongieux comme il l'a fait ».

Sendivogius, lors d'un voyage qu'il fit à Prague en 1604, effectua la transmutation devant l'empereur Rodolphe et la fit faire par l'Empereur lui-même, auquel il avait remis un peu de poudre de projection.

En souvenir de cette expérience, l'Empereur fit encadrer dans la muraille de la chambre où avait eu lieu la transmutation, une plaque de marbre sur laquelle étaient gravés ces mots : « FACIAT HOS QUISPIAM ALIUS, QUOD FECIT SENDIVOGIUS POLONUS ».

Cette plaque doit encore exister de nos jours.

Bérigard de Pise, philosophe peu connu qui vivait à la fin du XVIe siècle, rapporte en ces termes l'événement qui le convainquit de la réalité de la transmutation :

« Je ne croyais pas, dit-il, que l'on pût convertir le vif argent en or, mais un amateur crut me devoir ôter ce doute ; il me donne donc une dragme d'une poudre de la couleur à peu près du pavot sauvage, et qui avait l'odeur de sel marin décrépité ou calciné. Et pour éviter toute supercherie, j'achète moi-même des creusets, du charbon et du vif argent, dans lequel je suis certain qu'il n'y a point d'or mélangé, comme le font ordinairement les charlatans.

« Dix drames de vif argent que j'avais mis moi-même sur le fer furent en un instant converties en presque autant d'or très pur, qui a soutenu toutes les épreuves des orfèvres. Et si je n'avais pas fait cette expérience en un endroit secret de ma maison et à l'insu de tout le monde, j'y aurais soupçonné quelque tromperie. Mais je suis assuré, continue ce Philosophe, que la chose est telle que je la rapporte ».

Le fait que nous citons fut consigné par Bérigard de Pise dans son ouvrage : « Le Circulus Pisanus », qui se trouve dans plusieurs bibliothèques.

Mais la transmutation la plus suggestive est celle qui fut opérée par Van Helmont, en raison de la valeur qui s'attache au témoignage d'un homme aussi compétent dans le domaine des sciences que l'était ce médecin et ce chimiste.

Van Helmont raconte qu'un Alchimiste, qu'il ne connaissait que depuis peu de temps, et qu'on a tout lieu de croire être le célèbre adepte de la Rose-Croix, Irénée Philalèthe, lui avait remis un demi grain de poudre de projection à l'aide duquel il transmua en or neuf onces six gros de mercure.

Il dit avoir répété plusieurs fois cette expérience en public, toujours avec le même succès et qu'à la suite de ces preuves, il fut entièrement convaincu de la réalité de l'Alchimie.

Une autre fois Van Helmont fit la projection avec le quart d'un grain sur huit onces de mercure bouillant et il assure que tout le mercure fut changé en or.

Il est absurde de supposer qu'un esprit aussi éminent que Van Helmont, qu'un chimiste rompu comme il l'était aux manipulations les plus délicates, ait pu être la victime d'une supercherie quelconque, comme l'insinue Louis Figuier qui invoque des intelligences entre la domesticité de Van Helmont et le dehors, grâce auxquelles l'adepte aurait préalablement tronqué les creusets en y cachant de l'or.

Il est incontestable que Van Helmont s'entourait de précautions, lorsqu'il travaillait dans son laboratoire et à plus forte raison dans la circonstance présente qui avait à ses yeux une extrême importance.

En outre, Van Helmont était d'une sincérité absolue, d'un désintéressement parfait et s'il se déclare convaincu du fait de la transmutation, à tel point qu'il la répéta en public et qu'il appela son fils Mercurius en souvenir de ces événements, c'est qu'il était absolument certain de la réalité de ses expériences.

Dans toute l'histoire des transmutations métalliques, celles qui sont dues à Van Helmont peuvent être considérées comme les plus authentiques et les plus probantes.

Une aventure analogue à celle dont Van Helmont fut le héros, advint à Helvétius, premier médecin du Prince d'Orange à La Haye.

Adversaire tenace de l'Alchimie, il s'était rendu célèbre par un écrit contre la poudre du Chevalier Digby, lorsque le 27 Décembre 1666, il reçut à La Haye la visite d'un étranger vêtu, dit-il, comme un bourgeois du nord de la Hollande et qui refusait obstinément de faire connaître son nom ; il est possible qu'on ait encore affaire ici à Irénée Philalèthe.

Cet étranger lui dit qu'il était venu le trouver pour le convaincre de l'existence de la Pierre Philosophale et dans ce but il lui montra, dans une petite boîte d'ivoire, une poudre d'aspect métallique et couleur de soufre, qui n'était autre que la dite pierre, mais il refusa d'en remettre une certaine quantité à Helvétius.

Ce dernier, tout en l'examinant, en subtilisa quelques parcelles qu'il tint cachées sous son ongle et aussitôt que l'inconnu l'eût quitté, il tenta d'en vérifier les propriétés, mais ne réussit point dans son essai.

Trois semaines après, l'inconnu revint et lui en abandonna à peu près la moitié du poids d'un grain de millet en lui disant que cette quantité était suffisante pour transmuer une once et demie de plomb.

Il fournit à Helvétius toutes les indications nécessaires au succès des expériences et lui recommanda tout particulièrement de ne point omettre d'envelopper la Pierre Philosophale dans un petit morceau de cire avant d'en faire la projection sur le Mercure.

Helvétius comprit alors la raison de son premier échec, dû à ce qu'il n'avait point enveloppé la poudre dans la cire.

Deux jours après, Helvétius renouvela l'essai devant sa femme et son fils. Il fondit une once et demie de plomb, projeta sur le métal en fusion la pierre enveloppée de cire, comme l'avait prescrit le mystérieux visiteur. Il couvrit le creuset de son couvercle et le laissa exposé en plein feu pendant un quart d'heure. Au bout de ce temps, le métal offrait la teinte verte de l'or en fusion et lorsqu'il fut coulé et refroidi, il présenta une superbe teinte jaune.

Examiné par les orfèvres, cet or fut reconnu d'un très haut titre. Traité sept fois par l'antimoine par Povélius, essayeur général de la monnaie en Hollande, l'or obtenu artificiellement par Helvétius, ne diminua point de poids.

Figuier suppose encore ici gratuitement que le visiteur inconnu d'Helvétius introduisit un peu d'or dans le creuset ou le mélangea au plomb devant servir à l'expérience, mais qui ne voit que cette supposition est une simple dérobade ?

En vérité, il n'y a aucune raison de soupçonner une fraude, impossible dans les conditions où opéra Helvétius et il faut tenir pour authentique la transmutation rapportée par un homme d'une honorabilité indiscutable, tel qu'était Helvétius.

Si l'on veut nier la réalité des transmutations relatées par Van Helmont et Helvétius, il n'y a aucune raison pour ajouter plus de crédit aux expériences et aux contrôles de Ramsay, Rutherford et des autres savants contemporains.

Depuis le XVIIIe siècle, à la suite de Philalèthe et de Lascaris, nul adepte de l'Alchimie ne semble avoir manifesté publiquement la connaissance pratique de la transmutation au moyen de la Pierre Philosophale.

Peut-être le secret de cette substance si étonnamment active, de ce ferment métallique d'une rare puissance catalytique, s'est-il perdu, tout au moins partiellement et l'Alchimie s'est-elle engagée sur une autre voie, parallèlement à la chimie classique.

Peut-être aussi existe-t-il encore quelques adeptes connaissant la préparation de la fameuse poudre, mais avertis par les mésaventures de leurs prédécesseurs, ils se tiennent sans doute dans l'obscurité d'une solitude qui leur permet de poursuivre sans crainte de persécutions et d'ennuis multiples, leur œuvre personnelle qui échappe dès lors à la critique et à l'envie du monde.

XI. — *La Thérapeutique Alchimique*

L'Alchimie, comme nous l'avons déjà montré en différents endroits de ce volume, ne se bornait point à la transmutation métallique. Elle étendait sa puissance dans tous les domaines de la Nature, dont elle cherchait partout à suivre la voie et à appliquer les procédés.

Parmi les diverses applications de l'Alchimie, l'une des plus importantes consistait dans la thérapeutique spagyrique dont le but était d'extraire de chaque corps minéral, végétal ou animal, son Soufre, son Mercure et son Sel, et à les purifier, les conjoindre en une quintessence réellement animée, puissamment dynamogénique et susceptible dès lors d'agir sur l'organisme humain déséquilibré par la maladie, en lui restituant son harmonie parfaite, c'est-à-dire en ramenant la santé.

Parmi les médicaments employés dans la Médecine Alchimique, le plus important était l'Or potable qui constituait une sorte de panacée universelle, car il résumait en lui la vertu de tous les autres métaux et de tous les autres corps.

Sa préparation la plus parfaite s'effectuait au moyen des procédés qui ont été relatés dans les pages où nous avons traité de la Pierre Philosophale.

La poudre rouge obtenue servait à fabriquer, en même temps qu'un ferment métallique, un remède très actif qui n'était autre que l'Élixir de longue vie ou l'Or potable des adeptes.

Le Mercure et l'Or possèdent des propriétés médicales qui étaient accrues par la façon dont les corps étaient conjoints et ramenés à l'état de quintessence ou d'extrême divisibilité par les manipulations alchimiques.

En dehors de cet élixir suprême, les médecins alchimistes préparaient des solutions d'or potable moins compliquées et se servaient d'une huile aurifère obtenue par l'action des sucs végétaux sur l'or et aussi d'une solution aqueuse, mais dont les effets étaient moins considérables.

Ce médicament jouissait de propriétés très toniques et reconstitutives. On le voit préconisé par les maîtres de l'Hermétisme et de la Médecine, tels qu'Arnauld de Villeneuve, Avicenne, Mésuès, Rhazès, Raymond Lulle, Paracelse.

Le médecin Joseph du Chesne, dans son livre « Traité Familier de l'Exacte Préparation Spagyrique des Médicaments pris d'entre les Minéraux, Animaux et Végétaux », paru en 1624, expose ainsi la manière de préparer une teinture d'or très efficace :

On traite l'or avec de l'antimoine comme à l'ordinaire, puis on le mortifie de nouveau avec de l'eau très forte et sang d'hydre, afin qu'au four il devienne un corps léger, spongieux et irréductible que l'on réverbère encore, c'est-à-dire que l'on chauffe fortement, jusqu'à ce qu'il soit devenu couleur de pourpre. On l'enferme dans un matras hermétiquement bouché, avec de l'esprit de cornéole et l'on digère au bain durant un mois afin de séparer un produit qu'il faut mêler à l'esprit de cornéole. Il restera au fond une belle liqueur qu'on doit circuler jusqu'à ce qu'elle soit fixée. On mêle une dragme de cette teinture avec une once d'eau thériacale et l'on en prend le matin, à jeun, la quantité d'un scrupule. Ce traitement se continue 10 jours de suite.

Le même auteur nous indique la façon de préparer les autres métaux suivant la loi spagyrique :

L'Argent vient de suite après l'Or, en degré de perfection métallique. Ses vertus sont donc proches de celles de son aîné et les médecins l'emploient contre les mêmes maladies, principalement contre la manie, les affections mélancoliques et pour fortifier le cerveau.

Les spagyristes extraient de l'argent une essence très efficace contre de nombreuses maladies.

À cette fin, ils le réduisent puis le calcinent à quatre reprises avec un sel métallique de Cristal, jusqu'à ce qu'il ne puisse plus retourner à l'état de corps, ils chauffent alors la poudre au feu circulatoire et en tirent son propre sel ou essence, traité au bain-marie avec un dissolvant appelé céleste et avec de l'esprit de vin ; le tout est circulé dans un pélican, c'est-à-dire un vaisseau distillatoire pendant quinze jours. Le dissolvant étant enlevé, il reste au fond une essence fixe d'argent propre aux usages susdits.

Le Fer, l'Airain, le Plomb, l'Argent-vif, l'Arsenic, le Soufre, le Vitriol, l'Antimoine, soumis à des manipulations analogues, constituaient des médicaments fort usités aussi.

Mais, après l'Or potable, le plus énergique des médicaments spagyriques était l'esprit de vin des adeptes.

Sa préparation demeurait très mystérieuse, depuis Lulle, dont il porte parfois le nom jusqu'à Paracelse, qui le vante très fort dans ses ouvrages. Le Dr. Becker a révélé, vers 1860, les grandes lignes de ses propres recherches sur ce sujet, et peut-être certains ont-ils lu son important travail publié dans la revue l'HYPERCHIMIE autrefois. Bref, voici fort résumé, l'exposé qu'il donne de la préparation possible du *Spiritus Vini* :

On distille le meilleur vin rouge ou blanc, à la façon ordinaire, en *Aqua ardens*. Celle-ci est rectifiée trois fois et bien conservée, de manière que l'esprit brûlant ne s'échappe pas.

Cette eau, ainsi préparée, constitue la matière d'où l'on retire la quintessence. On la met dans un vaisseau circulatoire que l'on place dans du fumier de cheval dont la chaleur reste constante. La quintessence se sépare par la digestion continue. Lorsque la digestion a suffisamment duré, on ouvre le récipient, et s'il se dégage une odeur particulière, à laquelle ne peut être comparé aucun parfum du monde, on a la quintessence. Si ce résultat n'est pas atteint, on ferme de nouveau le récipient et on le laisse ainsi jusqu'à ce qu'on obtienne le signe caractéristique que l'on vient d'indiquer.

Partant de cette prescription de Lulle et s'aidant de formules empruntées à Weidenfeld, le Dr. Becker poursuivit la recherche du *Spiritus Vini*, en combinant le phlegme, à diverses reprises, avec le *Spiritus Quintessencir*, et en distillant, purifiant, sublimant, selon des proportions croissantes, faisant digérer enfin le résidu jusqu'à ce qu'il soit blanc, et le sublimant à nouveau, pour qu'il devienne brillant comme un diamant. On le liquéfie alors dans un bain d'eau, puis l'on distille 4 fois l'eau qui reste avec le premier Spiritus qu'on renouvelle toujours. Après 60 jours de digestion du produit, le résultat est atteint s'il se forme un dépôt jaunâtre. On sépare alors la quintessence qui doit être tellement claire et brillante qu'on puisse la comparer à du verre. Et on la conserve dans un endroit froid. Bien d'autres formules peuvent être effectuées, qui donnent naissance à une quantité de produits et d'essences divers. Mais le procédé général est analogue à celui de la Pierre Philosophale.

D'ailleurs, le *Spiritus Vini* se fait encore en dissolvant dans du vinaigre distillé la matière prochaine de la Pierre calcinée au rouge et l'on aboutit ainsi à la confection de l'Or potable le plus énergique.

⁎
⁎

La Thérapeutique Spagyrique des anciens initiés et des alchimistes, qui fut en faveur jusqu'au XIXe siècle et dont nous venons d'esquisser brièvement quelques procédés, consistait en Élixirs végétaux, minéraux, organiques, puissamment dynamisés.

On distillait les produits, suivant des moyens spéciaux, jusqu'à l'obtention de la Quintessence, Azoth ou Archée qui, sous un petit volume, renfermait d'après les adeptes, les propriétés les plus énergiques et curatives.

L'Électro-Homéopathie d'aujourd'hui, l'homéopathie simple d'Hanemann, les diverses médecines dynamiques, ne sont guère autre chose que des imitations ou des adaptations diverses de la Médecine Spagyrique.

La Spagyrie, en effet, produisait des résultats si rapides parce qu'elle fournissait — ou était censée fournir — des véritables concentrations vitales, tant au moyen de l'Or Potable très fameux et de l'Esprit de Vin des Adeptes, que par les divers remèdes végétaux et minéraux. Les préparations colloïdales modernes se rapprochent beaucoup des « quintessences » effectuées par les alchimistes spagyristes.

Mais pour aboutir à un résultat complet, les anciens thérapeutes proclamaient qu'il fallait de toute nécessité connaître les principes généraux de l'Hermétisme, les correspondances des Pierres, des Plantes, des Animaux entre eux et leurs rapports avec les signes du Zodiaque et les Planètes.

La médecine spagyrique, on le voit, était basée sur les théories de l'Iatrochimie et de l'Astrologie. Les remèdes ne devaient être que les supports, les outils, les canaux de la volonté universelle cosmique, c'est-à-dire de la vie divine infusée en toute chose. La quintessence, c'était en quelque sorte l'âme du médicament, sa synthèse énergétique qui agissait sur l'âme du malade. Selon les conceptions des hermétistes, rien dans la Nature n'est isolé. Tout se relie étroitement, en raison de l'unité fondamentale, se complète, forme un organisme, se correspond et par conséquent s'influence ; les différents êtres, corps de l'Univers, constituent un organisme, en représentent chacun une parcelle, un membre : individus, races, espèces, ont leur rôle et leur but, tant particulier que général.

Chaque chose porte en conséquence sa signature qui permet de déterminer l'objet, le but, le rôle, de replacer, selon la norme, comme dans un jeu de patience, l'individu ou sa représentation collective, symbolique, correspondant à la race, au genre ou à l'espèce.

Ces signatures permettent à l'initié de déchiffrer le langage de la Nature, d'entendre les enseignements de cette voix d'étudier tous les rapports, toutes les correspondances des êtres.

Cette solidarité absolue explique l'axiome hermétique qui dit que celui-là qui possède la Clef du Grand Arcane peut commander aux Éléments, aux Forces, à la Nature, guérir les malades, combiner les énergies : les adeptes savent manier l'alphabet de l'Univers, en conjoindre les lettres pour former les mots qui agissent sur tous les Plans de l'Univers. Bref, ils ont la prétention de posséder une connaissance presque intégrale et il est certain que ce n'est que par ce système de la coordination universelle que l'homme est susceptible de l'atteindre un jour.

Illustrons de quelques exemples la doctrine de l'Analogie en notant la signature de quelques végétaux correspondant aux différents organes du corps humain par une similitude qui les rend aptes à guérir les maladies desdits organes : À la tête correspondent le pavot, la noix, l'agaric, la squille, cette dernière employée contre l'épilepsie ; aux cheveux correspondent les poils des coings, la mousse, l'adiantum, trichomanes ou polytricon d'Apulée ; aux oreilles correspond l'Asarium ou cabaret de murailles ; aux yeux correspondent les grains d'aconite dont on peut tirer une huile pour les maladies d'yeux, la fleur de l'Euphraise, la camomille, l'anémone, la scabieuse ; au nez correspond la menthe sauvage dont les feuilles velues ont la forme du nez ; aux dents correspond la jusquiame qui porte la figure des dents machelières dont on tire une huile qui apaise les maux de dents ; au foie, les champignons, l'herbe hépatica, les poires ; au cœur, le citron, la racine de l'Anthora qui rappelle la forme du cœur, la mélisse d'Europe ; aux poumons, les pulmonaria qui adhèrent aux pierres et aux arbres ; aux intestins, le cala-mus aromaticus ; à la vessie, la vésicaire ; aux testicules, le satyrion rouge et toute plante bulbeuse ; à l'épine dorsale correspond la presle dont les parties se démontent comme l'épine ; aux nerfs et veines correspondent le plantain, la savorce.

Les propriétés manifestées par la Signatura Rérum agissaient suivant cette loi : Similia, similibus, curantur.

Les Astres, enseignaient les Médecins spagyristes, grâce à leurs influences — que nous pourrions aujourd'hui nommer « magnéto-électriques » — par les tourbillons « éthéro-dynamiques » provoqués, de potentialité variable avec les positions célestes, les Astres régissent pour une grande part les phénomènes terrestres. Les Minéraux, les Végétaux, les Animaux, les Hommes, sont affectés différemment par le Soleil et par la Lune, par les planètes de notre système solaire, enfin par la position que prennent les Planètes par rapport aux signes zodiacaux marquant des stades particuliers du Mécanisme céleste. Nous n'avons pas ici à nous occuper de la question générale, bornons-nous donc à présenter quelques notes ayant trait à la thérapeutique spagyrique, c'est notamment en ce qui la concerne que l'Astrologie jouait un rôle prépondérant.

Contrairement à ce que pensent les modernes, les médecins spagyristes estimaient que l'époque, l'heure du jour ou de la nuit, l'influence astrale, suivant lesquelles on cueillait, recueillait les plantes, préparait les élixirs, avaient une importance capitale sur le résultat curatif obtenu. Il fallait cueillir aux dates et heures voulues, en influence astrologique, puis administrer les médicaments d'après le thème généthliaque du malade.

Les médecins chinois, indous, arabes, opèrent ainsi pour la plupart. Oserait-on affirmer qu'ils guérissent moins bien leurs malades que nos esculapes européens actuels et que les propriétés des végétaux ne varient point d'intensité selon les jours, les lieux, les influences atmosphériques et célestes ?

Les Planètes auxquelles l'Astrologie prêtait une influence capitale sur la destinée des individus, sur la signature de toute chose, étaient : Saturne, Jupiter, Mars, le Soleil, Vénus, Mercure et la Lune.

Chacun de ces astres avait sa correspondance zodiacale et possédait les mêmes propriétés que le signe du zodiaque correspondant.

Étudier dans le détail ce chapitre de la Science hermétique nous entraînerait beaucoup trop loin et au delà du cadre qui nous est imposé pour cette étude d'ensemble. Force nous est donc seulement d'esquisser, d'après les œuvres principales de Paracelse, d'Agrippa, de Crollius, de A. de la Tourette, de Cardan, de Jean d'Aubry, etc., les rapports essentiels existant entre les Astres, les médicaments et les diverses parties du corps humain

Voyons d'abord les concordances planétaires, puis nous passerons aux influences zodiacales.

Saturne correspond, en Zodiaque, au Capricorne et au Verseau.

Son principe est donc Froid-sec (froid excessif). Les éléments de cette planète sont : l'Eau et la Terre.

Saturne possède une influence nocive. Suivant les préceptes des anciens hermétistes, il dirige son action sur la rate, les hyponcondres, la vessie, les os, les hanches, les dents, l'oreille droite.

Les plantes correspondant à cette planète par l'analogie de leurs vertus, de leur configuration, sont astringentes, de saveur âcre. Les racines de tous les végétaux se rapportent à Saturne. Puis les plantes à spores, à baies, à fruits noirs, les narcotiques.

Ainsi : l'aconit, l'ellébore, la cigüe, le pavot, l'opium, la jusquiame, l'asphodèl la mandragore, la bardane, le chanvre, la fougère mâle, le pin, le cyprès, le tamaris, l'if, la serpentaire, la rue, le cumin, le benjoin, le figuier noir, le persil, le saxifrage, etc...

Comme drogues : le soufre, l'alun, la résine de scammonée, le diagridium se trouvent sous la signature de Saturne.

Minéraux et Pierres précieuses sous l'influence de Saturne : plomb, orpiment, marcassite, cinabre, saphir, agate, calcédoine, jaspe, aimant, topaze, jais.

Quant aux animaux, nous les passerons sous silence, leur usage thérapeutique étant beaucoup plus restreint.

Saturne donne les maladies à humeur froide, l'hydropisie, l'hypocondrie, la paralysie, la lèpre.

JUPITER. — Correspondance zodiacale : Sagittaire, Poissons.

Principes: Chaud-Humide (modérément). Éléments : Air-Feu.

Influence : bénéfique.

Maladies causées par l'influence de Jupiter : apoplexie, pleurésie, maladies de cœur, ne, jaunisse, goutte. L'influx jupitérien est puissant, violent, agit sur le sang, le système circulatoire, tandis que celui de Saturne régi plutôt les lymphes.

Parties du corps correspondantes à Jupiter le sang, le chyle, les poumons, les côtes, le foie, les artères, l'oreille gauche, le sperme, l'esprit de vie en un mot.

Les principales plantes sous l'influence de cette planète sont les suivantes : épinard, menthe, buglose, lis, violette, enula campana, peuplier, chêne, frêne, coudrier, figuier, pommier, poirier, prunier, hêtre, olivier, pêcher, citronnier, cornouiller, amandes, noix, pommes de pin, rhubarbe, racine de pivoine, hépatique, balsamine, bétoine, centaurée, persicaire, épine-vinette, jusquiame, etc...

CHIMIE ET ALCHIMIE

Parmi les drogues et parfums en correspondance avec Jupiter, signalons : l'encens, l'ambre gris, l'aloès, le safran et la quinta essentia citri.

Minéraux et pierres précieuses de Jupiter : étain, hyacinthe, béryl, jaspe vert, émeraude, corail, marbre.

MARS : Correspondance zodiacale : Bélier, Scorpion.

Principes : Chaud-Sec (sécheresse violente).

Éléments : Feu.

Influence : maligne.

Maladies causées par l'influence de Mars : peste, fièvre ardente, fièvre chaude, dysenterie, jaunisse, plaies, toutes les maladies de nature chaude et sèche.

Parties du corps correspondantes à Mars : la narine droite, les reins, le fiel, le membre viril, les testicules, les bras.

Les plantes irritantes, excitantes ou revêtues de fortes épines, correspondent à Mars. Citons : l'ellébore, l'ail, scammonée, euphorbe, laurier, chardon, raifort, ortie, moutarde, poireau, oignon, cornouiller, rue, verveine, absinthe, laitue sauvage, etc...

Drogues et parfums signés par Mars : Poivre, pyrèthre, gingembre, sel ammoniac, ellébore, euphorbe, fleur de soufre.

Minéraux : Cuivre rouge, fer, aimant, jaspe sanguin, améthyste, hyacinthe, onyx.

SOLEIL. — Signes du Zodiaque correspondant : le Lion.

Le Soleil a pour principes le Chaud-Sec, mais avec influence bienfaisante.

Élément : Feu.

Influence : bénéfique, vivifiante.

Maladies causées par le Soleil : Catarrhes, syncopes, spasmes, maux d'estomac et de foie, du cœur, etc...

Le sang, le cœur, le cerveau, les nerfs, les nerfs optiques, les yeux, les oreilles, la langue, correspondent dans le corps humain, au Soleil.

Quant aux plantes qui se trouvent sous son influence, ce sont les suaves et les aromatiques : safran, poivre, aloès, menthe, romarin, cannelle, girofle, marjolaine, frêne, hêtre, palmier, cèdre, laurier, chélidoine, vigne, gingembre, pivoine, gentiane, citronnelle, lotus, héliotrope, citron, mélisse, grenade, millepertuis, millet solaire, souci, poligoine, tamarin. immortelle, etc...

Drogues et parfums du Soleil : Musc, encens, ambre, safran, girofle, miel.

Minéraux et pierres précieuses : or, escarboucle, chrysolithe, rubis, hyacinthe, topaze, chrysoprase, orpiment.

Animaux : lynx, scarabée, ver-luisant, mouche cantharide.

VÉNUS. — Correspond en Zodiaque à la Balance et au Taureau.

Principes : Chaud-Humide.

Éléments : Air, Eau.

Influence : Bénéfique, douce, fécondante.

Maladies causées par Vénus : Hernies, diabète, priapisme, maladies vénériennes, faiblesse d'estomac.

Parties du corps correspondantes : Sperme, mamelles, foie, reins, matrice, narines, vaisseaux séminifères, testicules.

Plantes : celles à saveur douce, onctueuse, agréable ; les plantes aromatiques, d'odeur suave, aphrodisiaques : olivier, verveine, myrthe, violette, lys, valériane, rose, serpolet, narcisse, cyclamen, coriandre, thym, laurier, satyrion, fraises, poires, figues, oranges, santal, etc...

Drogues et parfums : Eau de roses, civette, musc, quintessence des plantes aromatiques.

Minéraux et pierres précieuses : cuivre jaune et rouge, argent, émeraude, saphir, topaze, béryl, chrysolithe, turquoise, jaspe, lapis-lazuli, corail, corne, pierres précieuses blanches ou vertes.

Animaux : Cancre, merle, corbeau.

MERCURE : Correspondance zodiacale Gémeaux, Vierge.

Mercure participe des quatre principes et a pour éléments correspondants : l'Eau, l'Air, le Feu, la Terre.

Son influence est très variable, bénéfique avec les signes bienfaisants, maléfique avec les signes fatidiques.

Les maladies relevant de cette planète sont surtout : la léthargie, l'épilepsie, la phtisie, les vomissements, les affections hypocondriaques.

Parties du corps sous la signature de Mercure : le cerveau, l'imagination, la mémoire, la langue, les mains, les jambes, les doigts, les os, les nerfs, le fiel.

Plantes : la semence, l'écorce des végétaux, la pentaphyllum, la pimprenelle, la mercurielle, la scabieuse, le persil, le lys, le narcisse, la véronique, la perséa, le coudrier, la marjolaine, la serpentine, le trèfle, la marguerite, la camomille, la fève, le genièvre, la quintefeuille.

Drogues et parfums : Storax, benjoin, graine de frêne.

Minéraux et Pierres précieuses : vif argent, étain, marcassite, émeraude, topaze, agate, porphyre.

Animaux : merle, alouette, grive, grenouille, fourmi, sauterelle, etc...

LUNE : Correspondance zodiacale : Cancer.

Éléments : Froid-Humide.

Principes : Terre, Eau.

L'influence de la Lune est presque neutre, très faible en tout cas, elle tient le milieu entre la bonne et la mauvaise signature. Les maladies principales qui s'y rattachent sont :

Paralysie, épilepsie, hydropisie, catarrhes, coliques, diarrhées, maladies des veines, troubles menstruels.

Parties du corps correspondantes : les expectorations, sueur, graisse, menstrues, puis: estomac, cerveau, intestins, vessie, parties génitales, ventre, yeux.

Plantes : Matières salines, plantes aquatiques, narcotiques, froides, anaphrodisiaques, sélénotrope (végétal qui se tourne vers la Lune), hysope, olivier, palmier, chonostate (dont la fleur croît et décroît avec la Lune), mandragore, laitue, nymphéa, pourpier, cresson, chou, renoncule, armoise, concombre, nénuphar, citrouille, melon, oignon, poireau, ail, pavot, tilleul, champignon, etc...

Drogues et parfums : Camphre, sandal blanc, ambre, tous les parfums liquides, refroidissants, engourdissants, anaphrodisiaques.

Minéraux et Pierres précieuses : argent, cristal de roche, sélénite, stalactites, béryl, saphir, perles, toutes les pierres de couleur blanche ou verte.

Animaux : Canard, oie, huître, grenouille, cancre, coquillages.

À présent nous devons considérer les correspondances et les influences qui se rapportent aux signes du Zodiaque.

En pratique, elles se combinent avec les influences des Planètes et sont dues au déplacement continuel du champ magnéto-électrique astral ; de là les difficultés sérieuses inhérentes à l'Astrologie, science très compliquée ; de là les variations des thèmes généthliaques. Une grande habitude, une intuition extrême, la parfaite connaissance des arcanes hermétiques sont absolument indispensables à l'Astrologue qui veut déterminer le sens et les conséquences terrestres de l'affinité des astres.

Les douze signes du Zodiaque, en partant de l'équinoxe du printemps et en se dirigeant vers le solstice d'été, sont : le Bélier, le Taureau, les Gémeaux, le Cancer, le Lion, la Vierge, la Balance, le Scorpion, le Sagittaire, le Capricorne, le Verseau et les Poissons.

Pour notre système solaire, ces douze signes zodiacaux représentent les distributeurs principaux de l'énergie cosmique qu'ils ont condensée en des points différents de l'espace.

On sait que le Zodiaque est un cercle oblique par rapport à l'équateur céleste, qui divise la sphère du Macrocosme en deux parties égales. Sa largeur a été évaluée par les astronomes à 12°, sa longueur égale à celle de l'écliptique équivaut à 360°, sa projection sur le globe terrestre partage celui-ci en deux parties égales.

Le Zodiaque est la ceinture du Ciel. Il est divisé en douze parties égales de 30° chacune et on appelle ces parties des Signes.

Les influences correspondant aux quatre éléments : Feu, Eau, Air, Terre, c'est-à-dire Chaleur, Humidité, Sécheresse, Froid, sont dues aux radiations électromagnétiques d'intensité et de vitesse différentes des douze parties du champ magnétique astral entourant la Terre.

La nature des signes est due aux degrés d'intensité des vibrations, des tourbillons et des vortex émanant des douze points zodiacaux.

Le BÉLIER est la maison de Mars ; son principe est Chaud-Sec. Il agit sur les parties suivantes du corps qui lui correspondent : la tête, les yeux, les oreilles, le nez, la bouche, la langue, les dents, les cheveux, la barbe.

Les maladies provoquées par ce signe du Zodiaque affectent la tête, les yeux (cécité) ; la petite vérole, la scarlatine ; les fièvres relèvent du Bélier également.

Parmi les plantes, il régit : la sauge, l'olivier, l'armoise rouge, la chicorée, la menthe, la véronique, l'asperge, la gentiane, le genêt, le houx, le charbon, la bardane, la fougère, l'ellébore, la marjolaine, le cresson, etc...

Les plantes et animaux correspondant aux parties du corps par la conformité de leur structure se rangent ainsi :

Céphaliques : pivoine, noix muscade, pavot, agaric, lys.

Ophtalmiques : euphraise, scabieuse.

Otalgiques : (oreilles), colimaçons, huîtres, coquillages.

Myctériques (nez) : pouliot aquatique. Glossiques (langue) : cyloglosse, buglose. Odontalgiques (dents) : pomme de pin,

jusquiame, chélidoine, basilic.

Minéraux et Pierres précieuses signées par le Bélier : améthyste, sardoine.

Parfums : Myrrhe.

TAUREAU (maison de Vénus) : Principe Froid-Sec.

Organes correspondants : Cou, gorge (et leurs maladies).

Plantes : lin, plantain, pâquerette, courge, lilas, mousse, myrthe, violette, narcisse, rose, valériane, lierre, chêne, persil, scrofulaire, pervenche, scabieuse, verveine mâle.

Plante correspondant aux maladies antiscrophuleuses : la scrophulaire.

Minéraux et Pierres Précieuses : hyacinthe, émeraude, cornaline.

GÉMEAUX (maison de Mercure) : Principe Chaud-Humide.

Organes correspondants : les épaules, les mamelles, les bras, les mains (et leurs maladies).

Plantes : verveine femelle, laurier, troène, chiendent, chèvrefeuille, guimauve, bourrache, anis, tilleul blanc, oseille, mouron, rhubarbe.

Plantes correspondantes aux parties du corps par la conformité de leur structure :

Omiques (épaules) : enula campana, hysope.

Papillaires (mamelles) : toutes les plantes papilliformes.

Brachiales et Dactyliques : calamus aromaticus, palma christi.

Plantes correspondantes aux humeurs par l'identité de couleur de leur suc : Galactiques : laitue, tithimale, laiteron. C'est la thérapeutique analogique.

Minéraux et Pierres précieuses : topaze, chrysoprase.

CANCER (maison de la Lune) : Principe: Froid-Humide.

Organes correspondants : poitrine, poumons, foie, rates, côtes (avec leurs maladies).

Plantes : consoudre, coudrier, lorille, melon, concombre, courge, végétaux aquatiques : nénuphar, jonc, etc...

Plantes correspondant aux parties du corps par leur conformité : pectorales et pneumoniques : gui, pulmonaire.

Hépatiques : lichen, champignon, chêne, Spléniques : Scolopendre.

Plantes correspondant aux humeurs, par la couleur de leur suc (remèdes principaux).

Antiphlegmatiques : laitue, courge, champignon blanc (toutes les plantes à suc blanc).

Choliaques (contre la bile jaune) : absinthe, aloès, séné, safran, ricin, rhubarbe (toutes les plantes à suc jaunâtre). Contre la mélancolie ou bile noire : bourrache, blète, fève (toutes les plantes à suc noir ou violacé).

Ictériques : racines et plantes de couleur jaune ou à suc jaune.

Les plaies occasionnées par des corps tranchants ou perçants sont guéries au moyen des plantes qui semblent perforées, telles que le millepertuis, l'herbe de St-Jean, etc...

Les taches de la peau se guérissent par les végétaux tachetés, la lèpre par les plantes et les animaux écailleux ; les tumeurs par les végétaux et les animaux boursouflés ; les loupes et excroissances, par les tubercules des plantes.

Pierres Précieuses correspondant au Cancer : escarboucle, topaze, sélénite.

Parfums : camphre.

Remèdes analogiques : poumons d'animaux (remède pneumonique), foies de chèvres, de colombes (hépatique) rate d'agneau (anti-splénique).

LION (maison du soleil) : Principe Chaud Sec.

Organes sous le signe du Lion : estomac, cœur, diaphragme, dos.

Plantes : chêne, héliotrope, primevère, camomille, asphodèle, fenouil, églantier, lavande, pavot, menthe, lilas jaune, cyprès, thym, centaurée, ortie, angélique, etc...

Plantes correspondant aux parties du corps par leur structure : Cardiaques : fruits du citronnier, de l'anarcadium, racines de l'Anthora ; Gastridiques : feuilles de cyclamine, gingembre.

Plantes correspondant aux humeurs : hémorragiques et contre les maladies du sang : betterave, sandragon, fraisier, toutes les plantes à suc, à tiges, à feuilles rouges.

Antidotiques : les animaux venimeux : vipères, scorpions, araignées, etc... (thérapeutique homéopathique et sérothérapique).

Métaux et Pierres précieuses du Lion : or, béryl, jaspe, hyacinthe.

Parfums : Encens.

Remèdes analogiques : cœurs d'animaux (cardiaques).

VIERGE (maison de Mercure). Principes: Froid-Sec.

Organes correspondants : ventre, intestins.

Plantes sous le signe de la Vierge : seigle, pommier, froment, valériane, chicorée, poirier, sauge des bois, endive, millet, églantier, néflier, ciguë, prunier, serpentaire, etc...

Plantes correspondant aux parties du corps : Gastriques : aristolochie ; entériques et vermifuges : casse, calamus aromaticus.

Plantes carminatrices : baies du laurier, du genest, cumin, anis, etc...

Minéraux et Pierres précieuses : argent, saphir, chrysolithe, émeraude.

Parfums : Santal blanc.

Remèdes analogiques : suc des vers de terre (vermifuge).

BALANCE (maison de Vénus). Principes: Chaud-Humide.

Organes correspondants : reins, épigastre, hypocondres, nombril, vessie.

Plantes : buis, tournesol, fraisier, rose blanche, vigne, violette, mélisse, pensée, citronnier, anis, ail, guimauve, scabieuse, chélidoine, rue, coudrier.

Plantes correspondant aux parties du corps: néphrétiques: pourpier, racines de cyclamine ; épigastriques et anti-hypocondriaques : scolopendre, cétarach ; omphaliques: nombril de Vénus, cymbalion ; cystiques : baguenaudier, vessicaire, morelle.

Plantes correspondant aux maladies par leur configuration : Lithontriptiques : saxifrage, millet, diurétiques : carotte, houblon, asperge, citrouille, scorsonère ; toutes les plantes à suc, feuilles et fleurs jaune-pâle ; celles à saveur saline.

Minéraux et Pierres précieuses : cornaline, quartz blanc.

Remèdes analogiques : rables d'animaux (anti-néphrétiques) ; vessies d'animaux brûlées et réduites en cendre.

SCORPION (maison de Mars). Principes: Froid-Humide.

Organes correspondants : testicules, parties génitales.

Plantes : armoise, cornouiller, cormier, cruciale, frêne, saponaire, narcisse, etc.

Plantes correspondant aux parties du corps par leur structure : orchidiques : rognon de chien, de bouc, satyrion, serpentine ; toutes les orchidimorphes ; cauliques : vit de chien et de cop, pinne marine, pin, arum, gland, poireau, pois chiche.

Plantes correspondant aux humeurs par l'identité de couleur de leur suc : spermatiques : toutes les plantes laiteuses.

Pierres précieuses : sardoine, agate, hématie, améthyste.

Remèdes analogiques : rognons de coqs et d'animaux (aphrodisiaque).

SAGITTAIRE (maison de Jupiter). Principes : Chaud-Sec.

Organes correspondants : fesses, anus, cuisses, aines.

Plantes : macie, palmier, dattier, mauve, bétoine, aigremoine, sésame, fleur de tilleul, verveine noire, oignon, ail, feuille de saule, fougère, garance, euphorbe, vigne blanche.

Plantes correspondant aux maladies par leur configuration : antisyrigxiques : scrofulaire, rue ; anti-hémorrhoïdales : l'hémorrhoïdale, racine tuberculeuse.

Minéraux et Pierres précieuses : turquoise, émeraude, étain, plomb.

Parfum : Aloès.

CAPRICORNE (maison de Saturne). Principes : Froid-Sec.

Organes correspondants : genoux, nerfs des jambes.

Plantes : pareille, pin, jusquiame, ciguë, oseille, olivier, belladone, pavot noir, cerise noire, calendule, mûrier, scarlea, arum, citrouille, ellébore, mandragore ; toutes les plantes vénéneuses.

Pierres précieuses et Métaux : chrysolithe, calcédoine, chrysopase, charbon ; les minéraux de couleur noire ou cendrée.

Parfums : Nard.

VERSEAU (maison de Saturne). Principes : Chaud-Humide.

Organes correspondants : jambes, tibia, péroné.

Plantes : serpentaire, raminus, prunier sauvage, myrrhe, encens, figuier, noix, fenouil, frêne, sceau de Salomon, pariétaire, cumin, bardane, saxifrage, hormin, ronde, dracontée, etc...

Plantes correspondant aux parties du corps par leur structure : Guemetiques : géranium.

Minéraux et Pierres précieuses : cristal, agathe, onyx, obsidienne, perle noire, saphir. Parfums : Euphorbe.

POISSONS (maison de Jupiter). Principes : Froid-Humide.

Organes correspondants : pieds, talons, doigts de pieds.

Plantes : sarrasine, ulme, orme, fougères, mousses, herbes marines, plantes aquatiques, citronnelle, nymphea, pourpier, bleuet, napel, etc...

Minéraux et Pierres précieuses : corail, jaspe, rocher, pierre ponce, béryl.

Parfums : Thymiame.

***

Les médecins spagyristes ou alchimistes employaient fréquemment aussi les organes et les membres des divers animaux, y compris l'homme, et ces préparations portaient le nom de mumies.

On les obtenait par des digestions et des distillations répétées qui avaient pour but d'extraire des substances données une essence très volatile et très active.

Par exemple, on se servait contre les diverses maladies, de médicaments confectionnés au moyen de la cendre d'écrevisses des rivières, des yeux de cancre, de l'eau de vers (contre les vers des enfants), de l'eau de fiente de bœuf, des petits os des pieds antérieurs du lièvre, de la poudre de foie de grenouille, de la poudre de crâne humain, des extraits des tissus artériels, veineux, etc..., des extraits de venin des vipères (contre les empoisonnements du sang).

On voit que l'opothérapie était connue et employée à l'époque ancienne où florissait la médecine alchimique.

Nous renverrons les lecteurs désireux de se documenter plus amplement sur ce sujet à notre ouvrage « La Médecine Spagyrique » qui examine minutieusement les doctrines et les applications de cette branche de l'hermétisme dérivée de l'Alchimie.[31]

---

[31] La Médecine Spagyrique, par Jollivet Castelot, Durville, éditeurs, Paris 1912.

⁂

De l'exposé succinct que nous venons de faire, on peut conclure que les spagyristes possédaient un système de médecine d'une haute portée philosophique, car ils s'intégraient à la vaste synthèse de l'Hermétisme cosmique et par là, en dépit des erreurs inévitables, la thérapeutique alchimique se montre bien supérieure à la médecine galénique, à l'empirisme qui régnait et qui règne encore de nos jours dans les théories contradictoires d'une médecine dépourvue d'idées d'ensemble et d'un plan solidement coordonné permettant de découvrir l'harmonie de tous les êtres et de toutes les parties de l'organisme universel traversé par la même vie fonctionnelle dont les formes sont l'expression et sont reliées entre elles par la sympathie ou l'affinité.

Cette vie jaillit éternellement du sein de Dieu et s'épanouit en une réalité sans fin, en une multitude de formes analogiques.

Ainsi parvient-on à déchiffrer le sens de l'évolution terrestre, à concevoir la genèse des êtres.

La lumière et la chaleur fécondent le protoplasme originel, réveillant en lui la conscience qui y sommeillait, protoplasme d'où provient l'organisme complexe qui porte la même empreinte à travers les transformations progressives qu'il subit dans le cours des âges, de règne en règne et suivant le grand déterminisme planétaire révélé par la Signature.

XII. — *Les conséquences de la doctrine de la transmutation*

Ce chapitre ne prétend pas être une conclusion. Le sujet qu'il aborde est en effet trop vaste pour être épuisé en quelques pages et d'autre part trop de faits, trop de lois sont encore à découvrir pour que l'on ait la témérité de risquer une étude approfondie qui n'appartient qu'à l'avenir.

On se bornera donc ici à une simple esquisse, à une vue d'ensemble, à de brèves considérations d'ordre philosophique et scientifique, compléments nécessaires, nous semble-t-il, des 11 chapitres antérieurs.

La doctrine de la transmutation a une portée immense. Plus encore que le transformisme et l'évolution, elle modifie toutes nos connaissances par son application à chacune d'elles.

Dans les sciences, dans l'ethnographie, dans la philosophie, dans les religions, partout enfin, elle implique l'identité essentielle de la substance, des espèces, la permanence du premier principe des choses à travers les milliers de formes, l'indestructibilité de son esprit et de sa vie, l'influence et l'action déterminante de tous les êtres les uns sur les autres.

L'Alchimie, en effet, résume en elle la marche éternelle du Cosmos.

On peut brièvement déduire ainsi les conséquences et les applications de la grande doctrine de la transmutation : au point de vue religieux, cette doctrine implique le retour de toute chose à Dieu, considéré comme la source, l'Esprit et l'ordre de la Nature d'où toute chose provient ; au point de vue philosophique et scientifique, elle implique l'unité de la Nature, l'indestructibilité de ses éléments, leur évolution rythmique, par influence mutuelle et fermentative ; au point de vue éthique, elle implique la transmutation des valeurs morales et le perfectionnement des êtres par une incessante épuration; toute l'histoire naturelle et toute l'histoire humaine sont régies par cette idée et par ce phénomène ; au point de vue social, elle implique la fin du règne de l'or et l'avènement d'une ère de travail et de justice collectifs, la Société devant réaliser une forme d'équilibre normal où tous les êtres s'agrégeront par échanges d'affinités ; au point de vue artistique, elle implique la connaissance des véritables lois d'harmonie et de beauté du monde de la Matière, c'est-à-dire de la forme.

L'Alchimie est par conséquent le pivot de la synthèse du Monde. Rien ne se crée, rien ne se perd, tout se transmute, selon les règles de la Palingénésie universelle.

La doctrine de la transmutation constitue une vaste et puissante synthèse cosmogonique.

L'Alchimie considère les transmutations de la Matière, de l'Énergie, de l'Esprit, SUB SPECIE AETERNITATIS. Elle constitue une synthèse, puisqu'elle trouve le substratum, la quintessence, sous le panorama des changements et des formes, à travers l'espace et le temps éternels.

C'est la pensée de Dieu dans le Cosmos qu'elle fixe en une connaissance scientifique, religieuse et morale.

La loi de transmutation s'identifie, peut-on dire, avec la loi du transformisme qu'elle amplifie encore davantage, véhicule comme elle de l'évolution de tous les êtres de la Nature.

La transmutation en effet, ne se borne pas à transformer les éléments chimiques des molécules et des atomes. Elle a une portée universelle, des conséquences générales.

Elle nous montre l'Unité se subdivisant à l'infini, identique à elle-même dans toutes ses volitions, mais diverse d'aspect, changeante de forme, sans cesse périssable et muable dans ses incarnations, mais fixe, éternelle dans son essence.

La loi de la transmutation nous montre l'agencement merveilleux, mais passager des équilibres individuels et l'indestructibilité du noyau qui sert à de nouvelles combinaisons et ne périt jamais au cours des révolutions qu'il subit.

Ce noyau est le germe immortel prenant racine dans l'essence divine et s'enveloppant successivement de myriades de formes.

Cette universelle transmutation s'effectue par l'affinité, c'est-à-dire par l'influence que possèdent tous les êtres les uns sur les autres, grâce simplement à une action de présence, à une fermentation génératrice et de formidable puissance que nous nommons en chimie la catalyse.[32]

C'est ce qu'avaient déjà compris les penseurs inconnus qui donnèrent naissance au panthéisme aryen des Védas, d'où ne tarda guère à sortir la Magie qui fut la première ébauche d'une religion scientifique et d'une science religieuse, magie, qui en se développant, enfanta la véritable science.

Une des conséquences scientifiques d'une portée capitale de la doctrine de la transmutation consiste dans la révélation plus profonde de la structure des atomes et du mécanisme de leurs substitutions et de leurs mutations, dont elle nous fournira la clé chaque jour davantage.

Elle nous montre l'éternité et l'immortalité des corpuscules avec évolution par mutations provoquées par les influences réciproques des atomes, des molécules et des éléments chimiques les uns sur les autres.

Elle nous révèle la loi de la dissociation de la Matière qui atteint les particules, mais non l'essence qui les anime, dissociation qui ramène les individualités atomiques jusqu'au sein du protoplasme appelé Éther ou monde astral.

Considérons la théorie des quanta et la loi des substitutions et des valences atomiques qui constituent la preuve de plus en plus certaine de l'identité fondamentale du mécanisme universel, loi de la gravitation ou de l'attraction régissant les astres et les atomes et se traduisant par des modifications d'énergie et de tension électrostatique, par des émissions et des absorptions qu'expriment les quanta, c'est-à-dire les mesures ou les sommes de réactions vitales.

---

[32] L'action catalytique est applicable à tous les domaines de la transmutation. Par exemple, dans l'ordre ethnique, la découverte du feu, qui a fait faire à l'humanité un bond formidable en avant peut être considérée comme un facteur catalytique agissant par simple présence en provoquant une mutation d'une extrême intensité ; l'action exercée par les grands génies religieux ou révolutionnaires sur la masse humaine, par une influence se poursuivant durant des siècles, constitue également une action catalytique d'ordre mental et spirituel. Ces agents, feu, génies, etc..., sont les ferments grâce auxquels s'opère l'immense transformation des êtres.

La science cherche à mesurer ces quantités d'énergie, mais elle n'atteint point par là le côté mystérieux de la vie universelle.

La théorie des quanta est due à Max Planck, Henri Poincaré, Einstein et surtout à Niels Bohr. Elle ne doit être encore considérée que comme une hypothèse.

Le quantum serait la différence existant entre les orbites décrites par un électron autour du noyau ; les quanta correspondraient donc aux différences énergétiques des mouvements et des positions des électrons décrivant les trajectoires qui leur sont permises.

La mécanique des quanta donne lieu au calcul des passages d'un électron d'une orbite à une autre orbite, passage qui s'effectue suivant Bohr, par des variations brusques, par des émissions et des absorptions suivant que l'électron se rapproche ou s'écarte du noyau.

Cette mécanique, toute spéciale qu'elle soit suivant Bohr, s'apparente à la mécanique céleste, en raison de la loi de l'unité qui régit l'Univers et s'apparente par conséquent à la mécanique biologique des diverses cellules de l'organisme vivant dont la circulation, pensons-nous, suivrait des lois identiques à celles des quanta, ce qui prouve que les atomes sont des êtres analogues aux autres êtres du monde et que leurs relations consistent en échanges cinétiques, peu importe que l'hypothèse des quanta soit approximative ou réelle.

Elles tracent en tout cas un schéma mathématique de la mécanique du Cosmos tout entier, de même que la loi des substitutions atomiques embrasse les groupements innombrables mais analogues de tous les êtres qui existent et qui s'attirent en raison d'une affinité indéniable, mais mystérieuse et dont l'essence nous échappe absolument.

La valence des atomes, représentée pour les métalloïdes par le plus ou moins grand nombre de liaisons qu'ils forment avec l'hydrogène et pour les métaux par le nombre de combinaisons avec le chlore, la valence constitue la loi fondamentale de l'affinité, c'est-à-dire des attractions atomiques, de même que la loi des substitutions atomiques qui régit les combinaisons de la chimie organique.

Voici en quoi consiste cette loi :

« QUAND UN CORPS HYDROGÈNE EST SOUMIS A L'ACTION DÉSHYDROGÉNANTE DU CHLORE, DU BROME, IL GAGNE UN ATOME DE CES CORPS SIMPLES POUR CHAQUE ATOME D'HYDROGÈNE QU'IL PERD ».

Par exemple, en faisant agir le chlore sur le méthane sous l'influence des radiations solaires, on obtient les composés CH_3Cl, CH_2Cl_2, $CHCl_3$, CCl_4.

L'aldéhyde CH_3CO_4 donne de même CCl_3COH.

Les corps ainsi obtenus présentent des propriétés physiques et chimiques voisines de celles du corps d'où ils sont dérivés et ces propriétés ne se modifient que lentement et par degrés quand on passe du corps principal à ses dérivés de plus en plus chlorés (Troost).

Ces substitutions atomiques, dont nous venons d'énoncer un cas particulier, mettent en évidence le mécanisme de la vie des atomes dont les échanges et les relations résultent d'une divergence électromagnétique.

De là proviennent les mutations incessantes mais régulières, en raison de l'hérédité de la matière qui conserve et transmet les propriétés acquises, tandis que l'évolution, autre principe actif de la matière, modifie peu à peu les caractères et les fait différer de plus en plus de la souche originelle.

L'adaptation résulte de ce double effort, grâce auquel se produit le jeu immense de toutes les substitutions et par conséquent de toutes les transmutations atomiques et moléculaires qui se traduisent par des systèmes d'équilibre momentané, sous lesquels on surprend les quantités d'énergie produites par les enchaînements substitutifs des atomes entre eux.

De là dérivent toutes les formules de constitution et toutes les figures stéréochimiques dans l'espace, par quoi l'on arrive à se représenter les relations des atomes les uns avec les autres, mais il faut bien se persuader que ces formules et ces illustrations géométriques n'ont qu'une valeur de commodité et s'apparentent ainsi à la théorie des quanta, c'est-à-dire au calcul et au graphisme de la mécanique des atomes considérés comme des systèmes planétaires.

Nous nous bornons à ces brèves remarques, ayant traité longuement des valences atomiques dans l'un des chapitres de notre dernier ouvrage : « LA RÉVOLUTION CHIMIQUE » ; nous nous permettrons d'y renvoyer les lecteurs.

***

Les conséquences industrielles de la doctrine de la transmutation ouvrent une perspective de réalisations pratiques et de découvertes, dont les applications seront d'une grande utilité pour l'Humanité.

On parviendra à transformer, en partant de quelques éléments, les divers corps les uns en les autres, d'après une progression allant sans doute des plus légers aux plus lourds.

Du fluor, on passera au chlore, au brome, à l'iode. En partant du lithium, on obtiendra successivement le sodium, le potassium et le cuivre. De l'oxygène, on arrivera au soufre, au sélénium et au tellure. De l'azote, on s'élèvera au phosphore, au vanadium, à l'arsenic, au niobium, à l'antimoine, au tantale et au bismuth.

Le zinc sera transmué en étain, l'étain en plomb, le fer en cuivre, l'argent en or et en platine, le platine en mercure, etc...

Des transmutations régressives permettront de suivre le cycle inverse.

Il est hors de doute que l'on arrivera également à la synthèse directe des éléments organiques essentiels, c'est-à-dire de l'aldéhyde formique $HCOH$ et de l'acide formique HCO_2H, d'ailleurs déjà réalisée, semble-t-il, sous l'influence des rayons ultra-violets, par Monsieur Daniel Berthelot qui aurait trouvé la clef des grandes formations élémentaires de la Vie.

De plus en plus, la Chimie minérale et la Chimie organique se confondront par leur méthode et par leurs procédés et la Chimie, issue de la doctrine de la transmutation, sera la Chimie unitaire, la Chimie vivante du cycle des mutations des éléments, dérivant les uns des autres par condensations et substitutions atomiques.

Si nous considérons, du point de vue industriel, la voie actuelle suivie par les chimistes dans la transmutation métallique, nous remarquerons que les procédés radioactifs de bombardements électriques ne donnent que des résultats douteux et des rendements infinitésimaux, puisqu'ils se chiffreraient par 10 millièmes de milligramme au plus.

Par contre, la voie chimique apparaît beaucoup plus féconde et en ce qui concerne mes propres expériences, si l'on parvenait d'une façon régulière à obtenir environ un gramme d'or pour 22 grammes d'argent employé, déjà à l'heure actuelle, cette méthode de transmutation serait à même d'être exploitée industriellement.

En effet, au cours actuel, le gramme d'or vaut 16 francs, le gramme d'argent 0 franc 55 ; quant à l'orpiment et au soufre doré d'antimoine, leur coût est peu élevé, puisque le gramme revient à 2 centimes environ.

Nonobstant les pertes inévitables, il serait aisé, avec un bon outillage industriel, de récupérer à chaque opération la plus grande partie de l'argent et par conséquent on obtiendrait un bénéfice qu'il ne nous serait pas possible de préciser aujourd'hui, mais qui serait cependant fort appréciable.

Mais je laisse volontairement de côté le problème industriel et commercial, n'ayant jamais voulu me placer personnellement que sur le terrain de la science pure et de la philosophie.

Une ère sociale nouvelle ne tarderait pas à s'ouvrir à la suite des conquêtes réalisées par la doctrine de la transmutation dans toutes les branches des connaissances humaines.

La synthèse sociale marcherait de pair avec la synthèse du Savoir et plus la Connaissance s'amplifierait, plus elle pivoterait autour d'un grand et seul axe.

Dieu serait alors la Réalité et la Nature serait divine.

Les hommes marcheraient alors tous, d'un pas assuré vers la perfection sans limite, vers l'ordre harmonieux, par le travail commun, la fraternité effective et la juste égalité.

Douai, le 26 Octobre 1926-19 Février 1927.

INDEX BIBLIOGRAPHIQUE

Anonyme : L'Idée Alchimique, Paris 1901.

Agenda Dunod : Chimie.

Balzac : La recherche de l'Absolu, Paris 1 vol, in-8°.

Berthelot M.: 1° Les Origines de l'Alchimie, 1 vol. in-8, Paris, 1885 ; 2° Introduction à l'Étude de la Chimie des Anciens et du Moyen-âge, Paris 1889, 1 vol. in-4°

Berthelot et Ruelle. — Collection des anciens alchimistes grecs. Texte et traduction. Paris 1887 à 1888, 3 vol. in-4°.

Daniel Berthelot. — De l'Allotropie des corps simples, 1 broch. 1895, Paris

Born Max. — La Constitution de la Matière, Paris, Librairie scientifique Albert Blanchard, 1922.

Bordeaux Albert. — L'Or et l'Argent, Grandes encyclopédies industrielles, Paris 1926.

Becquerel Jean. — La Radioactivité et les transformations des Éléments, Paris 1924.

Charles E. — Roger Bacon, sa vie, ses ouvrages, ses doctrines,. Paris 1861, in-8.

Crookes. — La Genèse des Éléments, Paris 1887.

Cruveilhier. — Paracelse, sa vie et sa doctrine ; Gazette Médicale, 7 mai 1842.

Cumenge et Robellaz. — L'Or dans la Nature, Vicq-Dunod, Paris 1898.

Damiens. — Les Isotopes, Paris, Gauthier-Villars éditeurs, 1923.

Delacre Maurice. — Histoire de la Chimie, Paris, Gauthier-Villars et Cie, Éditeurs, 1920.

Delécluse. — Raymond Lulle. Revue des Deux-Mondes, 15 Novembre 1840.

Delobel D'. — Cours d'Alchimie Rationnelle, 1 vol. Paris 1912.

Escodeca de Boisse. — Les Alchimistes du XIVe siècle, Broch. Paris, 1860.

CHIMIE ET ALCHIMIE

Figuier L. — 1° L'Alchimie et les Alchimistes, Paris 1854-1855-1860, 1 vol. in-12 ; 2° Vie des Savants Illustres, Paris, 1870 à 1875, 3 vol. in-8°.

Franck. — Paracelse et l'Alchimie au XVIe siècle. Imprimé en tête de : « L'Or et la Transmutation des Métaux », de Tiffereau.

Gaudin. — L'Architecture du Monde des Atomes, 1873, 1 vol., Gauthier-Villars.

Hémel Cl. — Les Métamorphoses de la Matière, vol. 1894. Société d'Éditions Scientifiques, Paris.

Marc Haven D^r. — Arnauld de Villeneuve, sa vie, ses travaux, 1 vol. in-8, Chamuel, 1896.

Hoëffer. — Histoire de la Chimie depuis les temps reculés jusqu'à notre époque, Paris 1842, 2 vol. Honoré F. — Le Radium, Paris 1926.

Jollivet Castelot. — 1° La Vie et l'Âme de la Matière, 1894, 1 vol. Société d'Éditions Scientifiques, Paris ; 2e L'Alchimie, 1895, 1 broch. Édition du Mercure de France, Paris; 3° l'Hylozoïsme ; l'Alchimie ; les Chimistes Unitaires, 1 broch., Chamuel, Paris 1895 ; 4° Comment on devient Alchimiste, 1897 Paris, Charnue! ; 5° Le Grand Œuvre Alchimique, Paris 1901 ; 6° La Science Alchimique, 1904, Chacornac, Paris ; 7° Le Grand Ouvre Alchimique, 1 broch. 1901 ; 8° La Synthèse de l'Or, 1909, Daragon, Paris ; 9° La Médecine Spagyrique, 1912, Paris, Durville ; n° La Révolution Chimique et la Transmutation des Métaux, 1925, Paris, Chacornac.

Kopp. — Die Alchemie in alter und neuer Zeit, Heidelberg, 1886, 2 vol.

Launay (de). — Formation des Gites Métallifères, Gauthier-Villars, Paris.

Le Bon (Dr G.). — L'Évolution de la Matière, Paris 1923.

Le Brun de Virloy. — Notice sur l'Accroissement de la matière métallique, Paris, 1888, brochure.

Lenglet-Dufresnoy. — Histoire de la Philosophie Hermétique, Paris 1774.

Lewinsten. — Die Alchemie und die Alchemaen, Berlin, 1870, brochure.

Mandon. — Van Helmont, biographie, histoire critique de ses œuvres, Bruxelles, 1868.

Masson. — Essai sur la vie et les ouvrages de Van Helmont, Bruxelles, 1857.

De Mély. — 1° L'Alchimie chez les Chinois et l'Alchimie grecque, 1 broch., 1896, Imprimerie Nationale ; 2° Les Lapidaires Chinois, 1 vol. 1896, Leroux, Paris.

Michea. — Studia auctoris. Traduction de l'autobiographie de Van Helmont. Gazette médicale, 1843.

Von Murr. — Literarische Nachrichten zu der Geschichte des Goldmachers, Braunchweig, 1844.

Papus. — La Pierre Philosophale, preuves irréfutables de son existence, Paris, 1889. Traité Élémentaire de Science occulte.

Pernety. — Dictionnaire Mytho-Hermétique, Paris 1758. — Les Fables Égyptiennes et Grecques dévoilées, 2 volumes, Paris, 1786.

Poisson Albert. — 1° Cinq traités d'Alchimie des plus grands philosophes, Paris, 1889: traités d'Arnauld de Villeneuve, R Lulle, Albert Le Grand, Roger Bacon, Paracelse, traduits du latin ; 2° Théories et Symboles des Alchimistes, 1 vol. 1891 ; 3° Histoire de l'Alchimie: Nicolas Flamel, Paris, 1891, Chacornac, éditeur.

Pouchet. — Albert le Grand et son époque, Paris, 1843.

Ragon. — Orthodoxie maçonnique, suivie de l'Initiation hermétique.

Rommelciere. — Mémoire sur Van Helmont, présenté à l'Académie de Médecine de Belgique, Bruxelles, 1867.

Saturnus. — Iatrochimie et Electro-Homéopathie, Paris, 1897, Chamuel.

Schmieder. — Geschichte der Alchemie Halle, 1837. Strindberg Auguste. — 1° Lettres sur la Chimie (Antibarbarus), Hyperchimie, 1896-97 ; 2° Sylva Sylvarum; 3° Introduction à une Chimie Unitaire, Mercure de France, Paris, 1896, 1 broch. ; 4° Le Jardin des Plantes, 2 broch. 1896, Torsten Hediungs Foerlag, Goeteborg; 5° Synthèse d'Or, Hyperchimie, n° 4, nov. 1896 ; 6° Bréviaire Alchimique, Paris, Durville, éditeurs.

Tiffereau. — 1° L'Or et la Transmutation des Métaux, 1889, 1 vol.; 2° L'Art de faire de l'Or, brochure en 1894 et une nouvelle en 1896 ; 3° Un fait indéniable : Hyperchimie, n° 3 ; 4° Les Métaux et les Métalloïdes sont des corps composés : Hyperchimie, janvier 1897.

Troost L. et Péchard Ed. — Traité Élémentaire de Chimie, Paris 1925.

Urbain G. — Les disciplines d'une Science, La Chimie, Paris 1921.

LE GRAND ŒUVRE ALCHIMIQUE

F. JOLLIVET CASTELOT

DOCTEUR EN HERMÉTISME ET DOCTEUR EN KABBALE
PROFESSEUR TITULAIRE À L'ÉCOLE SUPÉRIEURE LIBRE DES SCIENCES
HERMÉTIQUES DE PARIS
SECRÉTAIRE GÉNÉRAL DE LA SOCIÉTÉ ALCHIMIQUE DE FRANCE

> La Matière est une.
> Elle vit, elle évolue et se transforme.
> Il n'y a pas de corps simples.

BROCHURE DE PROPAGANDE DE LA SOCIÉTÉ ALCHIMIQUE

PARIS
1901

LE GRAND-ŒUVRE ALCHIMIQUE

Florissante en la vieille Égypte, en la sacerdotale et magique Chaldée, aux siècles très lointains, puis encore enseignée à l'École d'Alexandrie — l'Alchimie fut proscrite avec les Arts Secrets ; elle devint Maudite comme eux et se renferma dès lors dans le Mystère des fraternités occultes et hermétiques. Les Gnostiques, les Templiers, les Alchimistes, les Rose + Croix, conservèrent, transmirent l'Alchimie au travers du Moyen-âge, de a Renaissance, enfin des époques modernes. Et aujourd'hui, parallèlement aux autres branches de l'Hermétisme, mieux encore peut-être, l'Alchimie renaît ; d'allure très scientifique, elle conquiert les meilleurs esprits. Les faits expérimentaux, d'ordre industriel, la confirment. Tiffereau, Strindberg, Emmens Brice, fabriquent de l'or. La Néo-Alchimie se constitue auprès de la traditionnelle Alchimie, prête à se confondre enfin en elle. Esquissons donc l'ensemble de la Spagyrique ; voyons ce qu'est le Grand-Œuvre, la Pierre Philosophale, posons-en les conclusions pratiques.

Qu'est-ce que l'Alchimie tout d'abord ? L'Alchimie — nous dira Paracelse — est une science qui apprend à changer les métaux d'une espèce en une autre espèce. — Et Roger Bacon : L'Alchimie est la science qui enseigne à préparer une certaine Médecine ou Élixir, lequel étant projeté sur les métaux imparfaits, leur communique la perfection dans le moment même de la Projection.

Ces deux définitions sont excellentes, et nous verrons que les travaux modernes confirment le fond même de ces préceptes magistraux.

Au sens le plus bref et le plus positif, l'Alchimie est bien l'Art de quintessencier les corps, de les transmuter, de les fabriquer par Synthèse.

L'Hyperchimie doit remplacer la chimie.

Mais ces définitions précisent surtout, et uniquement même, la partie la plus grossière de l'Alchimie. Or, l'Alchimie est plus et mieux que l'Art ou la

Science de fabriquer les métaux précieux. Elle se rattache intimement à l'Hermétisme, aux Sciences occultes dont elle constitue une branche importante. Elle emprunte ses Arcanes à la Kabbale, à la Magie, à l'Astrologie, elle enfante la médecine Spagyrique, car l'Occultisme s'inspire de l'Unité parfaite. Science Intégrale, il aboutit à la seule unité au moyen de la féconde loi de l'Analogie, entre autres.

L'Alchimie, en résumé, prise dans son ensemble si vaste, est une des branches de l'Hermétisme, qui s'attache particulièrement, sur le Plan Physique de la Nature, à l'étude de la Matière, de sa constitution, de sa genèse, de son évolution, et de ses transmutations.

Antique Science cultivée parles Mages, elle dévoila le Problème de l'Énergie et de l'Atome, montrant l'identité de la Substance polarisée en Force et Matière qui se résolvent l'une en l'autre par le double courant d'Évolution et d'Involution, Aspir et Expir de l'Univers Vie.[33] À travers les âges, l'Alchimie demeura plus ou moins obscurée, selon les temps, mais toujours intégrale, poursuivant le même but *scientifique* : l'Unité absolue de la Matière vivante, démontrée à l'aide de la Synthèse des Corps et des Métaux, lesquels dérivent tous d'un même Atome, sont constitués par les combinaisons diverses des atomes entre eux, ce qui permet d'opérer l'interchangeabilité des molécules, la transmutation des édifices atomiques.

L'Alchimie donnait donc — et donne — le moyen de fabriquer les corps les plus précieux, et parmi ceux-ci surtout l'Or, dont les hommes n'aperçoivent que l'utilité, mais dont l'Adepte connaît l'Essence, l'influence bénéfique sur l'organisme au point de vue thérapeutique, sur la Science au point de vue synthétique. L'Or, élément très évolué, le plus haut sur l'échelle métallique, est le *chef de file* des métaux. Sa fabrication mène en conséquence à la synthèse des métaux qui le précédent.

---

[33] La Force devient Matière (Involution) et la Matière devient Force (Évolution), grâce au Mouvement. Ce cycle vient de l'Unité et s'y résorbe — car il s'y meut.

Actuellement, l'Alchimie, comme nous le verrons plus loin, aboutit aux mêmes effets, mais l'Hermétisme ne prodiguant pas ses enseignements, et les Initiés étant rares, à côté de l'Alchimie traditionnelle, il s'est formé une Alchimie toute « expérimentale » tâtonnant, cherchant l'obtention de l'Or, de l'Argent par des procédés de laboratoire exotériques. C'est la Néo-Alchimie, dont on verra le définitif triomphe lorsqu'elle aura fusionné avec l'Alchimie traditionnelle, seule dépositaire des formules, des recettes parfaites conduisant au Grand-Œuvre par la Pierre Philosophale.

C'est à cette tache que se consacrent *la Société Alchimique de France* et la revue : *l'Hyperchimie- Rosa Alchemica*, organe d'union entre le Passé et l'Avenir.

ALCHIMIE TRADITIONNELLE. — Elle reste le privilège des Adeptes. Il faut avoir découvert l'Absolu, selon la parole des maîtres, pour en posséder la Clef. Savoir — Vouloir — Oser — Se Taire, résument toute Initiation, l'Initiation Magique comme l'Initiation Alchimique.

L'on ne s'étonnera donc point que nous ne donnions ici que les principes généraux servant à comprendre les auteurs anciens, très obscurs en leur symbolisme assez compliqué. Les termes employés sont souvent synonymes et symboliques.

Les Alchimistes basaient leurs connaissances sur le Quaternaire des Éléments et le Ternaire des spécifications actives des corps. Les opérations du Grand-Œuvre en résultaient.

Le Quaternaire comprenait : le Feu — l'Air — l'Eau — la Terre ; le Ternaire : le Soufre, le Mercure, le Sel. — Mais les Alchimistes n'entendaient nullement par là désigner les éléments ni les corps vulgaires. Par ces termes, ils ne représentaient, en aucun cas, des corps particuliers.

Ils considéraient les 4 Éléments comme des *états* différents, des *modalités* diverses de la Matière. Et c'est pourquoi ils disaient les 4 éléments constitutifs de toute chose. En effet, les Éléments, issus de la Substance Une, de la Matière Une, dont ils ne symbolisent que des modifications, des formes particulières dues à l'orientation des vortex et des atomes éthériques — les Éléments possèdent les qualités principales dont ils sont synonymes. Ainsi l'*Eau* est synonyme de liquide, la *Terre* correspond à l'état solide, l'*Air* à l'élément gazeux, le *Feu* à un état plus subtil encore, tel que celui de la Matière radiante par exemple.

Puisque ces Éléments représentent les états sous lesquels s'offre à nous la Matière, il était donc logique d'affirmer — et ce l'est encore — que les Éléments constituent l'Univers entier.

Pour les Alchimistes, les mots Sec. Humide, Froid, Chaud, signifiaient : matière solide, matière liquide, matière gazeuse et matière volatile. Aux 4 Éléments, on ajoutait souvent un cinquième état, sous le nom de Quintessence. La Quintessence peut se comparer à l'*Éther* des physiciens modernes. Les qualités occultes, essentielles lui appartiennent, de même que la chaleur naturelle appartient au Feu, la subtilité à l'Air, etc.

Les Éléments, enseignaient les Alchimistes, se transforment les uns en les autres, agissent les uns sur les autres, le Feu agit sur l'Eau au moyen de l'Air, sur la Terre au moyen de l'Eau ; l'Air est la nourriture du Feu, l'Eau l'aliment de la Terre ; de concert ils servent à la formation des mixtes, à la production totale de l'Univers. — Nous vérifions chaque jour ces préceptes : l'Eau se change en vapeur, en Air quand on la chauffe ; les solides se liquéfient sous l'action des liquides dissolvants, et du Feu, etc.

Les Principes seconds : *Soufre* — *Mercure* — *Sel*, forment la Grande Trinité Alchimique. La Matière se différenciait, pour les Alchimistes, en 2 principes : Soufre et Mercure, dont l'union en diverses proportions, constituait les corps multiples, les innombrables composés chimiques.

Le troisième principe : Sel ou Arsenic, servait de lien entre les deux précédents, de jonction et d'équilibre, de point neutre (composé des deux).

Le Soufre, le Mercure et le Sel, considérés en eux-mêmes, ne sont que des abstractions servant à désigner un ensemble de propriétés. Mais, dérivant de la Matière première, le Soufre, le Mercure, le Sel, envisagés au point de vue pratique, sont en quelque sorte l'incarnation des Éléments ; leur combinaison dans un corps est variable, et l'un des principes prédomine sur l'autre. Ils constituent, à l'état de quasi séparation, la quintessence respective des corps.

Le *Soufre* 🜍 symbolise l'ardeur centrale, le principe interne, actif, l'âme lumineuse des choses. Igné, il renferme le Feu qui tend à sortir. Dans un métal, le Soufre représente les propriétés visibles ; la couleur, la combustibilité, la dureté, la propriété d'attaquer les autres métaux.

Le *Mercure* ☿ symbolise, abstraitement si l'on veut, la force vibratoire universelle, le fluide sonique, le principe passif, extrême des choses. Aqueux, il renferme l'Eau et l'Air, qui tendent sans cesse à entrer. — Dans un métal, le Mercure représente les propriétés occultes ou latentes : l'éclat, la volatilité, la fusibilité, la malléabilité. Ce mouvement divergent et convergent + et - de Soufre et Mercure, trouve son équilibre dans le principe stable ou sel : Le Sel 🜔 est donc la condensation du Soufre et du Mercure, l'aspect sensible, fixe, du corps, le réceptacle des énergies, ou substance propre. Pondérable, il correspond à la Terre.

Mais chimiquement parlant, est-il possible de rattacher ces termes aux théories actuelles ? Je le crois, car d'après ce que nous avons vu plus haut, le Soufre et le Mercure répondraient fort bien en somme — ainsi que l'a énoncé la brochure excellente: *L'Idée Alchimique* — aux *radicaux* dont nous parle la Chimie. Les radicaux, en effet, ne sont autres que des atomes ou des groupes d'atomes susceptibles de se transporter d'un composé dans un autre, par voie de double décomposition.

Les radicaux simples ou composés sont isolables ; et en vérité pourtant, personne ne les a jamais *vus*, *palpés*, au sens propre du mot, parce que ce sont là des réactions chimiques que l'on connaît par les résultats, les combinaisons, produits.

Eh bien ! il en est tout à fait de même pour le Soufre et le Mercure. Ils personnifient parfaitement les radicaux simples ou composés. Et cette analogie nous aide à comprendre la genèse, la constitution des corps et des métaux, formés par l'union, à divers degrés, du Soufre et du Mercure, comme l'enseignaient les Alchimistes.

Les radicaux Soufre, Mercure, en se transportant d'un composé à un autre, apportent l'ensemble nouveau de leurs propriétés, et donnent naissance au corps correspondant à leur radical actif et dominant.

Ces deux Principes : Soufre et Mercure, séparés dans le sein de la Terre, sont attirés sans cesse l'un vers l'autre, et se combinent en diverses proportions pour former métaux et minéraux, sous l'action du feu terrestre. Mais suivant la pureté de la cuisson, son degré, sa durée, et les divers accidents qui en résultent, il se forme des métaux ou des minéraux plus ou moins parfaits.

« La différence seule de cuisson et de digestion du Soufre et du Mercure, produit la variété dans l'espèce métallique », nous apprend Albert le Grand, et voilà condensée, la théorie excellente des Alchimistes, sur la genèse des métaux.[34]

Pour résumer la question, nous pouvons définir le Soufre et le Mercure des Alchimistes, les principes essentiels de la Matière première universelle, principes qui forment la base, les radicaux de tous les métaux et minéraux.

La PIERRE PHILOSOPHALE — Le GRAND-ŒUVRE. — L'Art Spagyrique repose essentiellement sur la *fermentation*. Ceci signifie, en toute clarté, qu'il faut communiquer la *vie* aux métaux dans le laboratoire, vie latente en eux,

---

[34] Il y en a qui disent que le tancha (mercure sulfuré), par l'absorption des vapeurs du sang vert (principe mille, lumière, chaleur, activité), donne naissance à un minerai, le Kong-che, qui, au bout de 200 ans, devient du cinabre natif. *Dès lors la femme est enceinte.*
Au bout de 300 ans, ce cinabre se transforme en plomb ; ce plomb, au bout de 200 ans, se transforme en argent, et ensuite, au bout de 200 ans, après avoir subi l'action du K'i (l'esprit vital, astral) du taho (Grande Concorde ?) — devient de l'Or. » (Encyclopédie chinoise). Mais, ajoute le commentateur japonais, c'est une opinion erronée.
Le sulfure de plomb donne naissance à l'argent.
Le soufre est l'origine des métaux. — (Encyclopédie chinoise.)
Les initiés méditeront ces notes. Nous les engageons à les rapprocher de nos commentaires personnels.

F.J.C.

qu'on doit les réveiller, provoquer leur activité par une sorte de résurrection, comme nous voyons que l'opère sans cesse la Nature en son éternel Hylozoïsme.

L'effort capital de l'Alchimie consiste à réduire les matières prochaines en leurs ferments, qui, réunis, constitueront la substance transmutatrice. Tout le Grand-Œuvre réside en la juste préparation des ferments métalliques.

Chaque métal possède en lui son propre ferment qu'il faut extraire : l'Or sera le ferment de l'Or, l'Argent le ferment de l'Argent, et ainsi de suite.

La confection de la Pierre s'effectue de cette manière :

De l'Or Solaire (ou Soufre secret) — on tire le *Soufre*.

De l'Argent Lunaire (ou Mercure secret) — on tire le *Mercure*.

Et selon certains Alchimistes, du mercure vulgaire, ou vif-argent, on extrait un sel particulier. — Ce sont là des ferments complémentaires, doués d'une activité considérable.

L'Or et l'Argent — seuls corps utilisables pour la Pierre, préparés en vue de l'Œuvre, portent le nom d'Or et d'Argent des Philosophes dans les vieux traités. Le Soleil et la Lune les symbolisent.

On les purifiait d'abord, l'Or par la cémentation ou l'antimoine, l'Argent par la coupellation, c'est-à-dire le plomb.

Le Soufre tiré de l'Or et le Mercure de l'Argent, constituent la matière prochaine de la Pierre, ce sont là les ferments, les radicaux de l'Or et de l'Argent, conjoints en *Sel*.

Mais comment extraire le Soufre et le Mercure de l'Or et de l'Argent des Philosophes ?

Nous touchons ici au Grand Arcane de l'Alchimie et de l'Hermétisme.

On ne trouvera jamais aucune explication formelle de ce problème, dans un aucun ouvrage, car ce secret ne saurait être communiqué aux profanes.

Les Alchimistes enveloppent d'un symbolisme obscur, pour les non-initiés, ce chapitre mystérieux de la Science.[35]

C'est au moyen du Dissolvant, du Menstrue, de l'*Azoth* extrait de la Magnésie que l'on tire le Soufre et le Mercure de l'Or et de l'Argent.

Qu'est-ce donc que l'Azoth ? quelle est cette Magnésie étrange, d'où provient l'Azoth ? Laissons seulement pressentir qu'il s'agit de la *Lumière Astrale* que l'Adepte doit savoir manier et attirer. On l'excite par un feu céleste, volatil, modification du fluide astral, et qui s'attire lui-même par la distillation hermétique d'une Terre nommée Magnésie, considérée comme mère de la Pierre.

De cette Magnésie, minière universelle, on (ire le Soufre et le Mercure suprêmes, initiaux, lesquels corporéifiés, conjoints en un Sel, constituent l'Azoth ou Mercure des Philosophes.

C'est ce dissolvant énergique, vivant pour ainsi dire, doué d'une puissance électromagnétique selon Stanislas de Guaïta, que l'on fait agir sur l'Or et l'Argent, afin d'en isoler les deux ferments métalliques dont nous avons parlé.

Pour manier les forces de la Nature, l'Ascèse personnelle s'impose. Il me semble donc inutile d'insister sur la nécessité d'une initiation hermétique sans laquelle nul ne saurait pratiquer l'Alchimie Magique Traditionnelle.[36]

Poursuivons l'examen des opérations alchimiques de la Pierre : on congèle les solutions obtenues en les faisant cristalliser. On décompose par la chaleur les sels obtenus. Enfin après divers traitements — indiqués par A. Poisson dans son superbe ouvrage : *Théories et Symboles des Alchimistes* — on a le Soufre et le Mercure destinés à la Pierre. Ils forment la matière prochaine de l'Œuvre. On combine ces ferments issus de l'Or, de l'Argent et du Mercure vulgaire. On les

---

[35] Disons une fois pour toutes que : Soleil et Lune ; Or et Argent des Philosophes ; Mâle et Femelle ; Roi et Reine ; Soufre et Mercure sont synonymes.

[36] La raison du secret, *au point de vue social*, est due au mauvais usage que la plupart des hommes feraient de l'Or. Ils ne l'emploieraient guère pour le Bien général. Puis une catastrophe universelle, par suite d'une crise monétaire effroyable, secouerait le monde. Rien n'irait mieux ; tout irait sans doute plus mal, et le Paupérisme persisterait comme auparavant.

enferme en un ballon clos bien luté. On place le matras sur une écuelle pleine de sable ou de cendres, et l'on chauffe au feu de roue, car la cuisson ménagée va donner à la masse la propriété de transmuter les métaux. — Les Alchimistes appelaient Athanor le fourneau spécial dans lequel ils mettaient l'écuelle et l'œuf.

Le feu se continue sans interruption jusqu'à la fin de l'Œuvre.

Dès le début, les corps entrent en réaction ; diverses actions chimiques se produisent : précipitation, sublimation, cristallisation, changements de couleurs. — La matière devient noire (symbolisée par la tête de corbeau) puis blanche (symbolisée par le cygne). À ce degré, elle correspond au Petit-Œuvre ou transmutation du Plomb, du mercure, du cuivre, en argent. Puis les teintes intermédiaires, variées, se montrent : vert, bleu, livide, iris, jaune, orange. Enfin le rouge rubis on parfait qui indique l'heureuse terminaison.

En résumé voici la marche générale:

1° (La matière étant préparée, c'est-à-dire les ferments étant extraits de l'Or et de l'Argent) : Conjonction ou coït : union du Soufre et du Mercure dans l'œuf. On chauffe. Apparition de la couleur noire.

— On est arrivé alors au 2e stade.

2° : La Putréfaction.

3° : Vient l'Ablution : la blancheur apparaît. La Pierre se lave de ses impuretés.

4° : La Rubification ; couleur rouge. L'Œuvre est parfait.

5° : Fermentation. — Son but est d'accroître la puissance de la Pierre, de la parfaire. On brise l'œuf, on recueille la matière rouge, la mêle à de l'Or fondu et à un peu d'Azoth ou Mercure des Philosophes, et l'on chauffe à nouveau. Puis on recommence une ou deux fois encore cette opération. La Pierre augmente de force. Elle transmue 1000 fois son poids de métal au lieu de 5 ou 10 fois. C'est ce que l'on nomme la Multiplication delà Pierre.

— Les métaux vils sont changés en Or et Argent. C'est la 6e opération ou *Projection* : on prend un métal : mercure, plomb, étain, on le fond, puis dans le creuset où se trouve le métal chauffé, on projette un peu de Pierre Philosophale enveloppée de cire. Après refroidissement, l'on a un lingot d'or, égal en poids au métal employé, ou moindre suivant la qualité de la Pierre.

L'Élixir rouge ou Grand Magistère se présente sous la forme d'une *Poudre rouge éclatant et assez lourde*.

Nous ne saurions mieux définir cette poudre qu'en l'assimilant à un énergique ferment qui provoque la transformation moléculaire des métaux, absolument comme un ferment change le sucre, en acide lactique par exemple. Dès lors pourquoi s'étonner de voir accorder à la Pierre Philosophale la propriété d'agir à doses infiniment faibles, et les Alchimistes assurer qu'un grain de Pierre peut convertir en or une livre de mercure ; le ferment agit aussi sur les matières organiques à doses infinitésimales ; la diastase transforme en sucre 2.000 fois son poids d'amidon. Rien de mystérieux donc dans le rôle chimique et vital de la Pierre Philosophale !

PROPRIÉTÉS DE LA PIERRE PHILOSOPHALE. — Tous les hermétistes sont unanimes quant à ce point ; cet Élixir parfait est une poudre rouge, lourde, transformant les impuretés de la Nature.

« Il fait évoluer rapidement, ce que les forces naturelles- mettent de longues années à produire ; voilà pourquoi il agit, selon les adeptes, sur les règnes végétal et animal, aussi bien que sur le règne minéral, et peut s'appeler médecine des trois règnes », nous dit le grand et illustre Maître Papus dans son *Traité Méthodique de Science Occulte*.

La Pierre Philosophale jouit de trois propriétés générales :

1° Elle réalise la transmutation des métaux vils en métaux nobles, du plomb en argent, du mercure en or, et transforme les unes en les autres les substances métalliques. Elle permet aussi de produire la formation des pierres précieuses, de leur communiquer un éclat splendide.

2° Elle guérit rapidement, prise à l'intérieur, sous forme de liquide, toutes les maladies, et prolonge l'existence. C'est l'Or Potable, l'Élixir de Longue Vie, la Panacée Universelle.

Elle agit sur les Plantes, les fait croître mûrir et fructifier en quelques heures.

3° Elle constitue le *Spiritus mundi* et permet à l'Adepte de communiquer avec les êtres extraterrestres, de composer les fameux *homuncules* de la Palingénésie.

Les Rose + Croix possèdent ce triple privilège de la Pierre Philosophale, et comme tels sont illuminés, thaumaturges et alchimistes.

« Ces propriétés de la Pierre, conclurons-nous avec le Dr Papus, n'en constituent qu'une seule : renforcement de l'activité vitale. La Pierre Philosophale est donc tout simplement une condensation énergique de la Vie dans une petite quantité de matière, et elle agit comme un ferment sur le corps en présence duquel on la met. Il suffit d'un peu de Pierre Philosophale pour développer la vie contenue dans une matière quelconque.[37] »

LA NÉO-ALCHIMIE. — La Néo-Alchimie se propose de rattacher la Chimie à l'Alchimie, en montrant l'identité du but poursuivi, en ce sens que la Synthèse Universelle et l'Unité de la Matière Première ressortent de l'une comme de l'autre. La Chimie n'est que la partie grossière et inférieure de l'Alchimie. Elle ne *vivra* qu'en se reliant à elle, à l'Alchimie qui la mènera vers les Principes.

---

[37] Les transmutations *historiques* de Nicolas Flamel, Jean Dee, Kelley, Van-Helmont, Helvetius, Sendivogius, Lascaris, St. Germain, opérées du XIVe nu XVIIIe siècle autoriseraient seules à ne point mettre en doute la réalité de la Pierre Philosophale à défaut d'autres considérations. Si les *documents* sur la Synthèse alchimique sont rares aujourd'hui, cela provient de la destruction des fameuses bibliothèques de Thèbes, de Memphis et d'Alexandrie qui renfermaient des quantités d'ouvrages précieux touchant les Sciences Sacrées. La tradition des Races Rouges, Noire et Jaune, leur Savoir, consignés en livres uniques, disparurent ainsi dans les flammes allumées par les mains sacrilèges de l'Homme. On sait que la bibliothèque d'Alexandrie fut brûlée par les chrétiens sous les ordres de l'évêque Théophile.

Les Sciences Occultes morcelées, transmises par des groupes d'initiés, n'ont point encore reconstitué leur Unité Intégrale.

L'Alchimie et la Chimie ne sont sœurs ennemies que pour les savants officiels. En réalité, elles doivent fusionner, car la Chimie est la fille de l'Alchimie et elle lui emprunte ses meilleures théories !

La Synthèse, la Synthèse raisonnée des corps, des métaux, voilà surtout le lien qui sert de trait d'union entra la Chimie et l'Alchimie ; la Synthèse, voilà le Fait sur lequel repose la Néo-Alchimie, science expérimentale, corroborant de plus en plus chaque jour la doctrine hermétique, aux yeux des modernes avides de réalisations industrielles utilisables.

La Néo-Alchimie ou Mathèse chimique (union des extrêmes : Analyse et Synthèse en une vivante Réalité, que je tends à constituer pour ma part, depuis plusieurs années déjà) s'appuie sur les principes mêmes de la Chimie qu'elle confronte sans cesse avec les doctrines des alchimistes afin de prouver l'identité des deux enseignements au point de vue expérimental et positif. De cette manière, on pourra élucider, grâce à une méthode impartiale et rigoureuse, les problèmes de la Composition de la Matière, de son Unité, des Atomes et des Molécules, de la Genèse et de l'évolution des Corps.

La Néo-Alchimie doit démontrer l'exactitude des opérations du Grand-Œuvre, dans la mesure du possible, la profondeur des Doctrines Alchimiques quant ù. l'étude de la Matière, de son animation et de ses transformations. Et pour cela, elle inspire les travaux chimiques, les théories modernes, les ramène à leur expression dernière qui est bien du domaine de l'Alchimie Traditionnelle. — La Chimie actuelle, en son ensemble, n'est qu'un balbutiement ; les chimistes ordinaires sont de simples garçons de laboratoire. Jamais ceux-là ne parviendront à découvrir la genèse intégrale des Corps, le maniement de l'Agent Universel, avec l'aide de qui se réalise la Pierre Philosophale.

Et dès lors, tout ce que l'Alchimiste peut tenter, c'est ceci : expliquer aux savants le sens véritable des théories chimiques des expériences, des synthèses, guider dans leurs recherches, leur assurer et leur montrer, grâce aux procédés de la Chimie vulgaire, que l'on peut parvenir à la démonstration des doctrines alchimiques, savoir : *l'Unité de la Matière*, la *Fabrication industrielle des Corps Chimiques*, la *Synthèse des Métaux*.

Mais la confection de l'*Or Philosophal*, cet Or supérieur à l'or chimico-physique connu, restera toujours une énigme, privilège des seuls Adeptes, fidèles à leur serment de silence !

*
**

L'Unité de la Matière est indéniablement prouvée parles phénomènes de l'Isomérie et de l'Allotropie des corps prétendus simples et composés. Il serait hors de propos d'entrer ici en de nombreux détails trop techniques. Contentons-nous donc seulement de faire remarquer que l'Allotropie des corps soi-disant simples démontre que, en réalité, ils sont *composés*, composés tous d'une même matière, des mêmes atomes diversement groupés, résultant d'une inégale condensation de particules éthériques. Les éléments chimiques sont polymères les uns des antres, à partir du plus léger sans doute :

Hydrogène ou Hélium. De là les composés différents, et de là aussi les faits d'isomérie, d'allotropie, consistant en propriétés chimiques diverses pour deux ou plusieurs éléments identiques par leur composition intrinsèque. L'Ozone, l'Hydrogène, le Chlore, le Soufre, l'Azote, le Phosphore, etc. et parmi les métaux: le Zinc, le Fer, le Nickel, le Cobalt, l'Étain, le Plomb, l'Argent et l'Or, présentent des états moléculaires multiples, différents, allotropiques en un mot. La classique Chimie constate ces exemples mais- s'obstine à n'en point poser la conclusion d'unité et de synthèse. La Synthèse des Métaux, qui corrobore ces cas précédents, la Synthèse de l'Or, existe pourtant. L'Alchimie pratique apparaît aujourd'hui, l'Alchimie aux industrielles tendances.

On fait de l'Or : M. T. Tiffereau, qui lutte pour sa découverte depuis près de cinquante ans, et qui a consigné ses travaux en un petit volume très curieux : *L'Or et la Transmutation des Métaux*, M. Tiffereau a obtenu des lingots d'or en dissolvant de l'argent uni à du cuivre, au sein d'un mélange d'acide nitrique ou d'acides nitrique et sulfurique concentrés, sous l'action de la lumière solaire. D'accord avec les vieux alchimistes, Tiffereau attribue à des ferments spéciaux les changements moléculaires des corps, les transmutations respectives. Réduire un métal en ses éléments, le réunir ensuite au ferment du corps que l'on veut produire, telle est l'idée très rationnelle qui préside aux expériences de M. Tiffereau. — Or les composés oxygénés de l'Azote devant, sans aucun doute, jouer un rôle important de fermentation sur les éléments métalliques : Carbone et Hydrogène entre autres, l'acide nitrique constitue l'agent tout indiqué de dissolution, sous l'influence de la chaleur, de l'électricité et de divers adjuvants comme l'acide sulfurique, l'iode, etc.

Le Suédois Auguste Strindberg, à la fois homme de lettres célèbre, et chercheur original, obtint des pellicules d'or en opérant au moyen de sulfate de fer, de chromate de potasse et de chlorhydrate d'ammoniaque. Il donnait ainsi naissance à de l'Or non fixé, non absolument mûri. — Et plus récemment l'on se souvient, à la suite des essais de Carey-Lea sur la dissociation de l'argent sous forme d'argent doré, de la découverte faite par Emmens.[38] Il tient son procédé secret, mais il a révélé les principales lignes de sa méthode, dont voici la substance : « Si vous voulez essayer, dit-il, l'effet combiné de la compression et d'une température très basse, vous produirez aisément un peu d'or. Prenez un dollar mexicain (entièrement exempt d'or, sauf des traces peut-être) et mettez-le dans un appareil qui empêche ses particules de se répandre au dehors, lorsqu'il aura été divisé. Alors, soumettez-le à un battage puissant, rapide, continu et dans des conditions frigorifiques telles que des chocs répétés ne puissent produire même une élévation momentanée de température. Faites l'essai d'heure en heure, et à la fin vous trouverez plus que des traces d'or. »

Le Dr Emmens emploie dans sa fabrique d'or : Argentaurum Laboratory, une machine à grand rendement capable du produire des pressions de 800 tonnes par pouce carré. — La série des opérations qu'il fait subir aux dollars mexicains d'argent pour les changer en lingots d'argentaurum, est la suivante :

1° Traitement mécanique. — 2° Action d'un fondant et granulation. — 3° Traitement mécanique. — 4° Traitement par les composés oxygénés de l'azote,

---

[38] Le Dr Emmens, le célèbre astronome Camille Flammarion sont, entre autres savants, membres honoraires de la *Société Alchimique de France*.

c'est-à-dire par l'acide nitrique modifié. (Ce moyen a été préconisé par Tiffereau, il y a 50 ans déjà, comme se plut à le reconnaître Emmens lui-même). — 5° Affinage.

L'Argentaurum (Or quelque peu spécial que nous placerions *entre* l'Argent et l'Or sur le tableau sériel de Mendeleïev, tandis que l'Or de la Pierre Philosophale prendrait place au-dessus de l'Or vulgaire) possède les apparences et les propriétés générales de l'Or. Le Bureau d'essai de la Monnaie de New-York l'achète comme or, en lingots, et le Dr Emmens ne doit pas faire de mauvaises synthèses, puisqu'il compte arriver à produire 1.550 kil d'argentaurum par mois, ce qui représente un bénéfice de plus de 46 millions par an !

Son compatriote Edward Brice assure fabriquer d'assez grandes quantités de métal précieux et cela semble réel car d'officiels chimistes analysèrent le produit de ses fours spéciaux (temp. de 5000 degrés ?) et en reconnurent la parfaite authenticité, au moyen de la formule de laboratoire que nous allons transcrire. Mais remarquons bien ce titre : formule de laboratoire...... Il y en a donc une autre.... industrielle :

« Prenez 5 parties d'antimoine chimiquement pur ; 10 parties de soufre ; 1 partie de fer ; 4 parties de soude caustique. Mettez dans un creuset de graphite et maintenez au blanc pendant 48 heures. Prenez la masse qui résulte de la fusion : des scories et un bouton métallique, et pulvérisez le tout. Mêlez cette poudre ainsi que le métal qui y est incorporé, avec les scories pulvérisées. Combinez avec : 1 partie de charbon de bois ; 5 parties de litharge ou oxyde de plomb. Ajoutez 4 parties de soude caustique. Mettez le tout au creuset jusqu'à ce que vous ayez obtenu un bouton métallique : Scorifiez et coupellez la masse métallique. La parcelle qui constituera le résultat final sera de l'Or et de l'Argent. » — On voit que ce procédé consiste en la formation, d'abord d'un suinte d'antimoine, puis d'un suinte de fer, enfin d'un sulfite de plomb. La création de l'Or résulte du mélange.

Les faits prouvent donc bien, n'est-ce pas, que l'Or, l'Argent, les Métaux sont des produits de synthèse ?

La Néo-Alchimie, par ses conclusions nettement expérimentales, démontre les doctrines de l'Hermétisme. Elle révèle l'ordre croissant des Éléments, la Loi de l'Évolution minérale, le mécanisme de l'Isomérie et de l'Allotropie, le secret de la genèse et de la composition des Métaux, des prétendus corps simples. Elle aboutit à la création d'une Science rationnelle et Unitaire.

Quant à l'Alchimie Magique,[39] elle s'en vole jusqu'aux sphères de l'Infini, elle boit le Mystère même, le secret de la Vie et de la Quintessence.

Nous comparerions volontiers la Néo-Alchimie à une pyramide dont la base repose sur la Terre et qui va toucher aux Cieux — et l'Alchimie à un faisceau lumineux qui descend du Ciel pour s'épanouir sur la Terre. Réunissons ces deux Savoirs, Ô Adeptes, et nous posséderons l'Intégrale Science : LA SYNTHÈSE DE L'ABSOLU !

NOTE : Ces quelques lignes pour ceux qui, déjà initiés à l'Alchimie, sont à même de comprendre entre les mots, et de s'élever jusqu'à l'Adeptat, par la préparation de la Pierre : L'Œuvre, en résumé, est simple. Il se réalise en fait d'ordre positif, au moyen de la revivification des matières.

Il faut, en l'Azoth, énergie subtile, résoudre dissoudre, régénérer, deux corps conjoints en un seul. (♀ et ☿ formant le ⊖) Ces corps, comme l'Azoth qui en dériva et d'où ils proviennent (le cycle du serpent se mordant la queue) sont répandus dans la Nature.[40]

Une fois conjoints et placés dans le matras, il reste à diriger le Feu terrestre ; le Feu volatil agira par lui-même, au sein de l'Œuf Philosophique. Tout ceci est rigoureusement exact. Je possède la Clef de la Pierre, communiquée par un Adepte.

---

[39] La Magie est la science *naturelle* (il n'existe rien de surnaturel ou hors de la Nature) des Essences et des Puissances.

[40] Ce sont le S. et le M. des Ph. l'Or et l'Argent des Sages extraits de la Magnésie.

Avec mon ami Jules Delassus, nous avons réalisé l'Œuvre et bientôt nous convaincrons les savants officiels.

Concentration vitale, ferment métallique, la Poudre de Transmutation constitue, en *quelque aorte*, une allotropie, une isomérie. Elle agit et transmute en Or les métaux imparfaits, par une énergique fermentation.

J'affirme que tout le secret de la Pierre tient en ces lignes et que nul alchimiste n'a jamais *révélé* l'Œuvre en moins de phrases et d'une façon aussi complète.

LA VIE DE LA MATIÈRE

Le « Bulletin de la Société Astronomique de France » de novembre publie un travail de M. Ch. Ed. Guillaume, Physicien du Bureau International des Poids et Mesures, sur « la Vie de la Matière. » Ce rapport fut lu à la séance du 7 mars 1900, de la Société Astronomique.

Le savant physicien base son étude sur cette formule qu'il nous a empruntée textuellement, ce dont nous sommes très fier : « La Matière est une, elle vit, elle évolue ». (Placée en vedette à la première page de la revue *L'Hyperchimie* et de mes ouvrages ; *La Vie et l'Âme de la Matière* (paru en 1894), *L'Hylozoïsme* (1895), *L'Alchimie* (1895), en lesquels : d'ailleurs elle est amplement développée. Il reconnaît que, partant de là, si la science officielle « considère encore la transmutation comme une opération au-dessus de nos moyens, on n'est pas éloigné d'admettre que le passage d'un élément à un autre soit une opération possible dans le sens absolu du mot. Comment expliquer la parenté évidente des corps chimiques, de ceux que nous nommons les corps simples, si l'on n'admet pas une souche commune ? Tout nous dit que les éléments forment des familles, et il faudrait nier l'évidence pour affirmer qu'ils sont entièrement distincts.

Si nous ne nous faisons pas d'illusions — ajoute-t-il — quand nous affirmons que l'atome a pu être séparé en des éléments semblables quelle que soit la matière d'où il émane, nous touchons au rêve des alchimistes... Mais le seul fait que l'on a pu raisonnablement avoir recours à cette théorie montre combien la croyance à la complexité de la Matière est devenue chancelante. »

Si M. Ch. Ed. Guillaume veut bien prendre la peine de feuilleter à nouveau « *L'Hyperchimie,* » ainsi que mes différents ouvrages, entre autres « *La Vie et l'Âme de la Matière* » publié il y a sept ans, « *L'Hylozoïsme* » et « *Comment on devient Alchimiste* » il reconnaîtra, j'en suis convaincu, « la valeur scientifique » de mes propres idées. Je ne les défends pas ici par sotte vanité personnelle, mais seulement en l'honneur de la doctrine hermétique et alchimique.

Or, depuis sept ans j'écris ceci, et je le démontre : — Il ne peut y avoir de corps simples, car il n'y a pas de créations *distinctes*. Tout évolue insensiblement, tout vit. Les Éléments chimiques sont les « Espèces minérales » aussi peu fixes que les Espèces animales ou végétales qui en dérivent — et provenant également d'une souche primordiale par transformations.

La Transmutation des Éléments chimiques constitue leur évolution particulière et générique. L'Évolution est un changement « progressif. »

La Sélection Naturelle, l'influence des milieux, la lutte pour l'existence agissent sur les éléments chimiques, sur les corps, les atomes, les molécules, les cellules, sur toute la « Matière vivante ». Le transformisme organique, zoologique et végétal admis, il faut d'ailleurs bien découvrir le transformisme minéral.

La loi d'Unité gouverne l'Univers, des Soleils aux Atomes.[41] Le Transformisme chimique repose sur des faits nombreux. Et je prétends les avoir mis en lumière (Voir *Comment on devient Alchimiste,* partie : *Pratique*).

Les phénomènes d'allotropie et d'Isomérie qui démontrent irréfutablement l'Unité de la Matière, peuvent s'expliquer au moyen de la Sélection « sexuelle » atomique et moléculaire, car les différences, les divergences, les variations

---

[41] L'Univers est le corps de Dieu ; les Êtres en sont l'Âme ; Lui CELUI QUI EST, un est l'Esprit. Son Verbe unique, sous ses apparences multiples, régit Tout. *Verbum caro factum est !*

résident dans la *même espèce* minérale. Elles sont très voisines. Elles indiquent la *transition qui doit exister d'un genre chimique à l'autre.*

Les changements progressifs des éléments chimiques divers et plus complexes, sont attribuables, eux, sans doute, à la Sélection Naturelle qui conserve les types à caractères le plus avantageux dans la lutte pour l'existence des éléments chimiques.

Exemples de sélection sexuelle : Les Phosphores, Or, Argent, Nickel, Fer, Soufre, Oxygène, Carbone, etc., etc., *allotropiques* varient sous l'influence d'une sorte de sélection « sexuelle » différenciant la même souche.

Exemples de Sélection Naturelle: les séries évolutives, progressives: Chlore, Brome, Iode, Fluor, ou bien : Oxygène, Soufre, Sélénium. Tellure, etc. Azote, Phosphore, Arsenic, Antimoine, se polymérisent et se condensent *sériellement* sous l'influence de la Sélection Naturelle[42] qui agit sur l'ensemble des types, sur les grandes familles d'éléments, et facilite ainsi l'Évolution générale, par larges étapes. L'Hérédité des Atomes, des Molécules, transmet les propriétés acquises et fixe les chaînons intermédiaires. (Mémoire de la Matière.)

En résumé, les corps chimiques les plus élevés descendent des corps chimiques condensés primordiaux, de même que l'Homme et les quadrumanes proviennent des formes animales antécédentes.

L'Or descend de l'Argent, par exemple, comme l'Homme descend du Pithecantropus ! J'ai tenu à fixer en ces quelques lignes la théorie concise de l'Évolution minérale et à renvoyer aux sources mêmes, car si je suis heureux de voir des savants tels que M. Ch. Ed. Guillaume y adhérer aujourd'hui, au nom de la science officielle, je serais désolé que l'on oubliât que cette Doctrine Unitaire sort des fraternités initiatiques, rosicruciennes et alchimiques.

---

[42] La transmutation de l'Arsenic en Phosphore opérée par M. Fitttca est une nouvelle preuve de l'action de la Sélection naturelle et du transformisme des éléments ; qui ne fixent que *partiellement* les types.

Les composés polymères de la Chimie organique se rangent admirablement dans notre Évolutionnisme sériel (carbures d'hydrogène, etc.)

TABLE DES MATIÈRES

Chimie et Alchimie 3
   AVANT-PROPOS 4
   I. — *La Philosophie Hermétique* 6
   II. — *Définition de la chimie et de l'Alchimie* 10
   III. — *Différence de Méthode entre la Chimie et l'Alchimie* 17
   IV. — *La Constitution de la Matière* 24
      Constitution et Mécanique des Atomes 25
      Polarité de la Matière 26
   V. — *La Synthèse Alchimique* 32
      Théorie des Quatre Éléments 35
      Le Soufre, le Mercure et le Sel 38
   VI. — *La Vie des Minéraux et des Métaux* 41
   VII. — *La Pierre Philosophale* 52
   RÈGLES DU PHILALÈTHE 56
      Première Règle 56
      Seconde Règle 56
      Troisième Règle 56
      Quatrième Règle 57
      Cinquième Règle 57
      Sixième Règle 57
      Septième Règle 57
      Huitième et Neuvième Règles 58
      Dixième Règle 59
      Onzième Règle 60
      Douzième Règle 60
      Treizième Règle 61
      Quatorzième Règle 63

Quinzième Règle 63

Seizième Règle 63

Dix-septième Règle 64

Dix-huitième Règle 64

Dix-neuvième Règle 64

Vingtième Règle 65

VIII. — *L'Alchimie Cosmique* 66

IX. — *Les Expérience Modernes de Transmutation* 73

   1° PAR VOIE CHIMIQUE 73

      Expériences de Tiffereau 73

      Expériences de Le Brun de Virloy 77

      Expériences d'August Strindberg 81

      Expériences de Jollivet Castelot 83

      Mes Essais de Transmutation 84

      Essai de coloration de l'argent en or 84

      Synthèse d'Or 85

      Expériences de transmutation 88

      Une récente expérience de transmutation de M. Jollivet Castelot 91

   2° PAR VOIE RADIOACTIVE 94

      Expériences de Ramsay 95

      Expérience de Rutherford 96

      Expériences de Miethe et de Nagaoka 97

X. — *Histoire résumée de l'Alchimie et des principales transmutations métalliques* 100

   Les Transmutations Métalliques 105

XI. — *La Thérapeutique Alchimique* 113

XII. — *Les conséquences de la doctrine de la transmutation* 132

INDEX BIBLIOGRAPHIQUE 139

LE GRAND ŒUVRE ALCHIMIQUE 143

Quinzième Règle 63
Seizième Règle 63
Dix-septième Règle 64
Dix-huitième Règle 64
Dix-neuvième Règle 64
Vingtième Règle 65
VIII. — *L'Alchimie Cosmique* 66
IX. — *Les Expérience Modernes de Transmutation* 73
   1° PAR VOIE CHIMIQUE 73
      Expériences de Tiffereau 73
      Expériences de Le Brun de Virloy 77
      Expériences d'August Strindberg 81
      Expériences de Jollivet Castelot 83
      Mes Essais de Transmutation 84
      Essai de coloration de l'argent en or 84
      Synthèse d'Or 85
      Expériences de transmutation 88
      Une récente expérience de transmutation de M. Jollivet Castelot 91
   2° PAR VOIE RADIOACTIVE 94
      Expériences de Ramsay 95
      Expérience de Rutherford 96
      Expériences de Miethe et de Nagaoka 97
X. — *Histoire résumée de l'Alchimie et des principales transmutations métalliques* 100
   Les Transmutations Métalliques 105
XI. — *La Thérapeutique Alchimique* 113
XII. — *Les conséquences de la doctrine de la transmutation* 132
INDEX BIBLIOGRAPHIQUE 139
LE GRAND ŒUVRE ALCHIMIQUE 143